우울증 스스로 극복하기

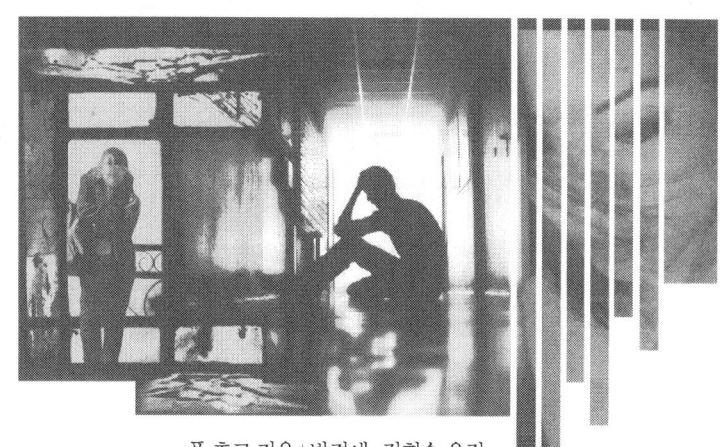

폴 호크 지음 | 박경애 · 김희수 옮김

우울증
스스로 극복하기
Overcoming Depression

도서출판 사람과사람

이 책을 내가 만난 사람 가운데 가장 창조적인 생각을 하는
앨버트 엘리스 박사에게 바친다

OVERCOMING DEPRESSION
copyright ⓒ by Paul A. Hauck(as in Proprietor's edition)
All rights reserved
korean translation copyright ⓒ 2005 by People and People Publishing Company
Korean translation rights arranged with Westminster John Knox Press,
through Eric Yang Agency

이 책의 한국어판 저작권은 에릭양 에이전시를 통한
Westminster John Knox Press사와의 독점 계약으로 한국어 판권을
'도서출판 사람과 사람'이 소유합니다.
저작권법에 의하여 한국 내에서 보호를 받는 저작물이므로
무단전재와 복제를 금합니다.

책머리에
우울증은 스스로 극복할 수 있다

흔히 정서적으로 미성숙하거나 혼란스러운 정신장애를 정서 장애라고 한다. 하지만 우울증이 그 대표적인 장애는 아니다. 오히려 분노와 불안을 가장 대표적인 정서장애로 꼽을 수 있다. 그런데도 우리 주변에서는 분노와 불안장애로 고통을 받는 사람들보다 죄책감을 느끼고 절망하며 우울함에 시달리는 사람들이 전문가의 도움을 더 많이 받으려고 애쓴다. 아마도 심리치료자들이 우울증을 앓고 있는 사람들과 빈번하게 상담하기 때문일 것이다.

아직까지도 많은 사람들이 우울증을 대수롭지 않게 여기거나 지나치게 심각한 병으로 인식하는 것은 참으로 안타까운 일이다. 어떤 이들은 자신을 미워하는 감정에 휩싸이고 열등감에 빠져서 그만 삶에 대한 열정이나 활력을 잃어버린 상태인데도 노력해 봤자 아무 소용없다는 생각에 마냥 세월만 보내며 약을 장기간 복용한다. 또 어떤 이들은 자신이 얼마나 심각한 상태인지를 깨닫지 못하다가 어느 날 갑자기 충격을 받고는 부랴부랴 심리치료를 받으려고 전문가를 찾아 나선다.

하지만 이제는 달라져야 한다. 우울증을 스스로 완벽하게 극복할 수 있는 새로운 방법이 제시되었다. 아무리 심한 우울증이라고 해도 깨끗하게 치료되고 다시는 재발되지 않도록 확실한 장치를 만들어 놓을 수 있다. 그것도 아주 짧은 시간에 가능할 정도로 간단하다. 여러분이 이 책에서 제시된 상담기법을 정확히 사용하면 만족할 만한 성과를 얻을 것이다.

상담기법의 핵심은 세 가지이다. 당신은 어떻게 해서 자기 자신을 우울하게 만드는가, 어떻게 해서 우울증을 지속시키는가, 그리고 어떻게 해야 우울증을 예방할 수 있는가이다.

이 책은 우울증 치료를 다룬 기존의 책들과 다르다. 우선 전문가들이나 알아들을 수 있는 전문적인 심리학 용어의 사용을 최대한 억제했다. 오히려 그러한 용어를 잘 이해하지 못하는 사람들이 쉽게 알 수 있도록 쓰려고 애썼다. 그리고 강조하고 싶은 부분을 설명하는데 도움이 될 만한 실제 사례를 제시하여 누구나 쉽게 이해할 수 있도록 했다.

누구라도 적절한 기대 수준과 평균적인 문장 이해력을 갖고 있다면 내가 말하고자 하는 내용을 이해할 수 있을 것이다. 또 이 책에 담긴 지식을 통해 자신을 괴롭히는 우울증과 맞서 싸워

충분히 극복해 낼 것이다.

  이 책을 읽는 사람들의 대부분은 분명 큰 도움을 받을 것이다. 혼자의 힘으로 우울증을 완치시키는 사람도 있을 것이다. 물론 우울증을 극복하는 첫 출발은 멋지게 할 수 있지만 완벽한 치료를 위해 전문가와의 상담을 필요로 하는 사람들도 있을 것이다. 우울증과 전혀 관련없다고 생각하더라도 누군가에게 도움을 주고 싶은 마음이 있다면 이 책 역시 훌륭한 참고서가 될 것으로 믿는다. 이 책을 읽으면서 사람들이 왜 우울증에 빠지는지, 그 세 가지 이유를 이해하고 자신의 삶에서 일어난 변화를 동료나 부모, 자녀, 친구들에게 설명해 준다면 그들 역시 많은 도움을 받을 것이다.

  나는 확신한다. 당신은 이 책을 통해 우울증을 극복하고 삶에 대한 흥미와 보람을 되살릴 수 있을 것이다. 단 한 사람이라도 그런 목표에 도달할 수 있다면 나는 만족한다.

  이제 읽어 보라. 여기에 희망이 있다. 이 책에 들어 있는 내용은 당신들보다 훨씬 우울했던 사람들의 경험에서 직접 얻어 낸 자료들이다. 그들은 도움을 받았다. 여러분들도 이 책을 통해 그들과 똑같은 도움을 받을 수 있다.

폴 호크

옮긴이의 말
생명보다 더한 축복은 없다

　최근 촉망을 받았던 한 여배우의 자살은 우울증에 대한 경각심을 새삼 불러일으키고 있다. 잘 알다시피 자살로 생을 마감한 유명 인사 중에는 심각한 우울증을 앓았던 사람들이 많다. 버지니아 울프, 반 고흐, 차이코프스키, 헤밍웨이, 마릴린 먼로, 가와바타 야스나리, 장국영 등 실로 많은 이들의 자살을 불러일으켰던 우울증에 대해 우리는 그 위험성을 깊이 깨닫고 적극 예방하고 치료할 수 있는 방안을 마련해야 한다.
　심리학 연구에 따르면 상담이나 심리치료를 받는 환자들의 80퍼센트가 불안이나 우울 등의 정서장애이고 전체 인구의 약 80퍼센트의 사람들이 살아 가면서 한번 이상 우울증에 걸린다고 한다. 세계보건기구 WHO와 하버드대에서는 2020년 인류를 괴롭힐 3대 질병의 하나로 우울증을 꼽고 있다.
　우울증은 크게 경미한 우울증과 만성적이고 고질적인 우울증으로 나눌 수 있다. 전자의 경우에는 자신이 세상을 바라보는 관점이 왜곡되어 있거나 상황적인 이유 때문에 발생했을 가능성이 많고 후자인 경우에는 여기에 뇌의 신경전달 물질에 이상이 더해진 경우가 흔하다. 고질적이고 만성적인 우울증은 약물치료와 인지행동치료를 병행하는 게 좋으며 경미하고 상황적인 우울증은 인지행동치료가 탁월한 효과가 있음을 많은 심리학 연구 결과가 입증해 주고 있다.

호크 박사는 이 책에서 인지행동치료의 대표적 이론인 인지-정서-행동치료의 방법을 활용하여 우울증을 이해하고 해결할 수 있는지에 대해 설명해 주고 있다. 수십 년간 우울증 환자를 대상으로 상담하고 치료한 자신의 경험을 살려 어떻게 해서 자기 자신을 우울하게 만드는가, 어떻게 해서 우울증을 지속시키는가, 어떻게 해서 우울증을 치료하고 예방할 수 있는가에 대해 기술하고 있다.

평범한 독자들은 이 책에서 얻은 지식으로 우울한 사람들을 도울 수도 있다. 경미한 우울증의 경우 굳이 상담자나 정신과 의사를 만나지 않고 이 책을 읽음으로서 스스로 해결이 가능하다. 상담 전문가에게 상담을 받더라도 이 책을 읽으면서 독서치료를 병행한다면 상담기간을 단축하고 상담효과를 극대화할 수 있는 장점이 있다.

우울증을 겪는 사람들은 지독하게 왜곡되고 비합리적 시선으로 세상과 자기 자신을 응시하고 있는 경향이 많다. 그래서 이렇게 사는 것보다 차라리 죽는 것이 더 합당한 선택이라고 믿고 생명을 포기하는 무모함을 저지르고 만다. 그러나 이 세상에 생명 이상의 더한 축복은 없다. 인간은 누구나 살아서 숨쉬고 있는 것만으로도 가치 있고 아름다운 인생인 것이다.

  상처받은 진주가 지독한 고통 속에서 분비작용을 하면서 아름다운 진주를 만들어 내는 것처럼 우리가 인생의 골목에서 만나는 우울은 우리 생의 아름다운 진주를 만들어 낼 상처가 될 수도 있다. 다만 이것을 승화시킬 수 있는 합리적 기제와 도구를 만나게 된다면 이 책은 바로 그런 기제와 도구를 마련하기 위한 것이다. 부디 이 책이 독자 여러분의 건강하고 아름다운 생에 작은 기여가 되기를 바란다.

박경애 · 김희수

차 례

첫 번째 이야기
우울한 당신을 위하여

첫 우울증 환자의 완치 사례 | 16
우울 다스리는 방법도 배워야 한다 | 23
우울증에 대한 새로운 심리치료 | 26
당신이 우울한 진짜 이유는 세 가지 | 32

두 번째 이야기
자신을 탓하지 마라

실수와 죄의식은 별개의 문제 | 38
자기를 비난하지 말아야 할 진짜 이유 | 40
언제 어디서 어떤 경우에도 자신을 비난하지 마라 | 51
왜 자신에게 폭력을 가하는가 | 54
남을 비난하는 것도 위험하다 | 56
오만한 사람이 되고 싶은가 | 61
자기를 비난하면 겁쟁이 된다 | 67
지나친 죄책감을 갖지 마라 | 78
신앙인은 결코 자신을 미워하지 않는다 | 82

세 번째 이야기
자신에게 친절하라

당신을 정말 엉망으로 만드는 것 | 88
자기비난하는 사람들의 잘못된 생각 | 93
거절당하는 것을 두려워하지 마라 | 98
좌절을 각오하라 | 102
당신 자신과 당신의 행동은 별개 | 106

네 번째 이야기
자신을 불쌍하게 여기지 마라

자기연민에 빠진 게 아닌가 싶으면 | 112
자기연민을 가져오는 것 | 114
슬픔과 비극을 구분하라 | 117
불안은 좌절보다 더 해롭다 | 121
그릇된 비난에 잘 대처하라 | 124
배우자에게 실망하지 않으려면 | 127
신경증은 자주 실수를 만든다 | 130
자기연민은 강력한 무기일 수도 있다 | 133
남에게 이용당하지 않으려면 | 137
남에게 굴복하지 마라 | 142
폭력은 정당화될 수 있는가 | 145
왜 사람들은 순교자를 좋아하지 않을까 | 148

다섯 번째 이야기
남을 동정하지 마라

타인동정은 자연스런 일인가 | *152*

냉담함에 대한 두려움 | *154*

타인동정을 가져오는 비합리적 신념 | *156*

지나친 관심도 해로운 법 | *159*

정서적 협박에 굴복하지 마라 | *165*

타인동정이 나쁜 진짜 이유 | *174*

타인동정은 자기동정까지 불러일으킨다 | *178*

남의 잘못을 자기탓으로 여기지 마라 | *182*

여섯 번째 이야기
마지막 충고

상담전문가를 잘 선택하라 | *188*

심리학자와 정신과 의사의 차이 | *196*

정서장애에 도움 주는 책들 | *198*

네 가지의 마지막 제안 | *201*

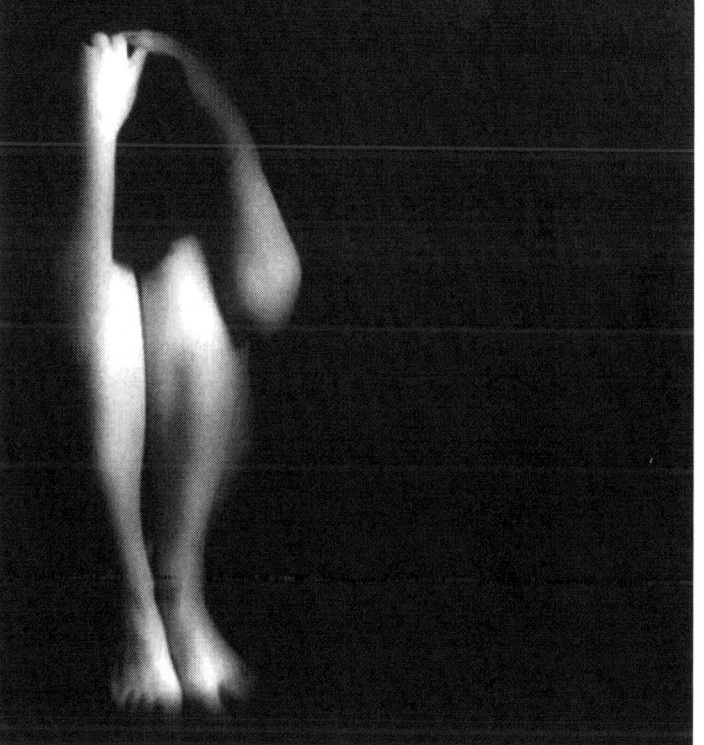

첫번째 이야기

우울한 당신을 위하여

임상심리학을 전공한 내가 대학원을 졸업하고 일한 첫 직장은 지역사회의 정신건강센터였다. 말 그대로 정신적으로 문제가 있어서 원만한 일상생활을 꾸려 가기 힘든 사람들이 찾아와 상담하는 곳이었다.

많은 사람들이 찾아왔다. 성격이나 능력, 성취도에 불만족이어서 찾아오는 사람도 있고 대인관계나 스트레스 때문에 오는 사람들도 많았다. 특히 삶의 의욕을 상실한 채 괜히 슬퍼하거나 불안해하고 무슨 일을 해도 재미없고 귀찮고 짜증이 잘 나며 금방 했던 일도 잘 잊어버리고 쉽게 피로하여 몸이 처지고 초조함, 공허함, 죄책감, 무기력, 절망감 등 전형적인 우울증 증상을 보이는 사람들이 많았다. 그들 대부분은 한동안 기분이 가라앉았다가 괜찮아지고 다시 들떴다가는 가라앉는 등 기분이 오락가락하여 정서가 무척 불안정한 상태였다.

첫 우울증 환자의 완치 사례

처음으로 나를 당황하게 만든 환자는 꽤나 오랫동안 기분이 가라앉은 상태였던 어느 여성이었다. 그녀는 초보 임상심리학자였던 내게 처음으로 깊은 좌절감을 안겨 주었다.

고등교육을 받은 그녀는 지적 이미지가 물씬 풍기는 20대의 젊은 여성이었다. 결혼에 실패하여 혼자 두 자녀를 키우는 이혼녀였지만 경제적으로는 비교적 여유 있는 생활을 꾸리고 있었다. 집도 있었고 부모님이 근처에 살고 있어서 언뜻 보기에는 별로 걱정거리 없이 살아갈 것 같았다. 적어도 내 상식으로는 그녀가 왜 그토록 심한 우울증에 빠졌는지, 활력을 잃고 있는지에 대해 납득하기 어려웠다.

그녀가 지금처럼 극심한 우울증에 빠지기는 꽤 깊은 병력이 있었다. 십대 때 우울증에 시달리다가 두세 차례 병원에 입원한 적이 있었는데 그때마다 몇 달씩 약물치료를 받거나 전기충격요법을 받았다. 신경정신과에도 드나들었다. 하지만 결혼한 뒤로는 우울증과 담을 쌓고 지냈다.

상담 초기에 나는 그녀를 위해 할 수 있는 일이 하나도 없었다. 한 것이 있다면 증상이 더 심해졌고 내게 보다 의존하게끔 만들었다는 것밖에 없었다. 정말로 좋아졌다고 볼 여지가 하나도 없었다. 나는 그녀에게 전혀 도움을 주지 못하고 있었던 것이다. 달라진 것이라고는 그녀 자신이 옳다는 것을 나로부터 확인받으려고 애쓰고 있다는 점뿐이었다. 한마디로 나는 무엇이 문제인지를 전혀 파악하지 못하고 있었던 것이다. 내가 할 수 있는 일은 상담시간에 그녀의 말에 귀를 기울여 공감해 주는 게 고작이었다.

물론 나름대로 내가 배워 온 모든 지식을 동원하여 그녀에게 도움을 주려고 애썼다. 한때는 위대한 심리학자 프로이트의 이론을 적용하여 그녀의 꿈에 대한 분석을 시도했다. 어린 시절의 기억을 떠올리게 하고 상처받았던 사건을 통해 그녀의 삶을 재구성하려고 했다. 하지만 소용이 없었다.

나와의 상담을 통해 뭔가 달라질 것을 기대했던 그녀는 아무런 효과도 나타나지 않자 더욱 절망적인 상태가 되었다. 매일 아침마다 출근을 서두르는 내게 전화를 해서는 또다시 하루를 시작하는 게 너무 힘들고 괴롭다는 것을 호소하기 일쑤였다. 그러면서 그녀에게 용기를 주려고 내가 계속해 온 말이나 노력이 하나도 소용없음을 확인시키려고 애썼다.

그럭저럭 연말이 다가오고 있었다. 나는 뭔가 결단을 내려야 했다. 임상심리 전문가로서 소질이 없는 것인지, 아니면 내가 배운 지식을 잘못 적용해 온 것은 아닌지에 대해 뭔가 결론을 내려야만 했다. 이미 그녀는 어머니가 끼니때마다 찾아와 아이들 식사를 도맡아 챙겨 줄 정도로 우울증이 심했다.

그러던 어느 날이었다. 그날도 아침부터 그녀의 '하소연'을 들었던 나는 퇴근 무렵 서류를 정리하면서 그녀와의 상담 다시 꺼내 찬찬히 읽어봤다. 문득 내가 알고 있는 상담기법이나 치료방법에 혹시 문제가 있는 것은 아닐까 하는 생각이 들었던 것이다.

그때까지만 해도 나는 치료를 위해서는 환자의 가족이나 친구, 동료들이 적극 도와줘야 한다고 생각하고 있었다. 우울한 사람은 자신의 감정을 누군가에게 말하는 것이 중요하고 누구라도 자신이 편하다고 느끼는 사람에게 도움을 구하는 게 좋다고 생각했다. 그래서 그녀의 어머니가 매일같이 딸의 집을 찾아오는 것을 바람직하다고 여기고 있었다.

곰곰이 생각해 보니 잘못 생각하고 있었다. 내가 받은 정신분석적 훈련경험으로 보면 환자는 치료를 위해 다른 사람들의 직접적인 도움을 받지 말아야 했다. 그녀의 어머니 역시 딸의 일상생활에 도움을 주지 않았어야 했었다. 불편하다고 대신 해주는 것은 치료에 아무런 도움이 되지 않는데 미처 그 점을 생각하지 못하고 있었던 것이다.

실제로 그녀의 어머니는 딸이 시행착오를 한번도 겪어본 적이 없을 정도로 과잉 보호하고 있었다. 그녀가 뭔가 잘못된 행동을 하고 난 뒤 본인 스스로 그 잘못을 깨닫고 고치기도 전에 이미 어머니가 나서서 대신 해결해 주고 있었다. 결국 그녀는 잘못을 저질렀다는 생각을 가질 기회조차 없었던 것이다. 나는 그녀가 내적으로 문제 해결을 위해 어머니의 도움을 받아야 한다는 사실에 열등감을 느꼈을 것이고 어머니의 도움을 받아 문제를 해결한 데 대해서도 죄책감을 갖고 있을지 모른다는 생각이 들었다.

나는 그녀의 어머니에게 몇 가지를 부탁했다. 너무 자주 딸의 집을 찾아가지 말고 전화도 하지 말아 달라고 했다. 가더라도 집안일을 거들어 주지 말라고 했다. 음식을 만들어 가져다주거나 집으로 초대하여 저녁 끼니를 해결하게끔 도와주지 말 것을 부탁했다. 그녀를 혼자 내버려두어야만 그녀의 신경증적 증상이 없어질 것이라고 생각했기 때문이다. 물론 어머니의 도움을 받을 때마다 느꼈을 딸의 열등감이나 죄의식에 대해서는 언급하지 않았다.

다행히 그녀의 어머니는 내 의도가 무엇인가를 충분히 이해하여 내 충고에 잘 따라 주었다. 처음에는 오죽하면 딸이 엄마에게 도움을 청했겠느냐고 되물으면서 아무도 도와주는 사람이 없을 때 얼마나 힘들겠느냐고 울먹였지만 내 설명을 듣고는 일정 기간 거리를 두고 지내기로 했다.

그때부터 그녀는 무척 힘들어했다. 매일같이 어머니 내게 전화를 걸어 푸념을 늘어놓았다. 처음에는 어머니에게 왜 갑자기 찾아오지 않는 것이냐, 나 혼자 어떻게 두 아이를 돌보라고 그러느냐고 서운함을 늘어놓다가 내가 꾸민 일인 줄 알고 난 뒤부터는 내게 틈날 때마다 하소연했다.

그러나 시간이 지나고 자기 옆에 아무도 없다는 사실을 깨달으면서부터 차츰 적응하기 시작했다. 느리긴 하지만 혼자 힘으로 집안일을 꾸려 갔다. 나는 그녀를 만날 때마다 최선을 다해 자기 문제를 스스로 해결하라고 조언했다. 그녀에게서 그다지 큰 변화를 기대하지 않으므로 아주 작은 변화라도 긍정적인 소득으로 여기도록 격려했다. 시간은 걸리겠지만 분명 자신감을 회복할 테니 두고 보라고 장담까지 했다.

  나는 정신분석학적 입장에서 요구되는 침묵을 지키기보다 상식적인 수준에서의 조언을 굉장히 많이 했다. 어쩌면 듣기 지겨워할 정도였다. 우울증에 대한 바른 인식을 갖게 하고 스스로 행동을 통해 만족과 보상을 얻되, 우울증을 야기한 행동 양상을 교정하는 방법을 스스로 습득하도록 했다. 혹 십대 때 겪었던 사건에 대한 심리적 갈등이 남아 있다면 그것도 해결하는 노력을 곁들이게 했다. 다행히 그녀는 내 말을 주의 깊게 듣고 내가 권한 방법대로 하려고 애썼다. 그리고 다음에 만나서는 자신이 시도해 본 결과를 이야기해 주었다.

  한 달쯤 지나자 눈에 띄게 달라졌다. 우선 매일 아침마다 나는 그녀의 전화로 시달림을 받지 않았다. 그녀는 어머니가 도맡아 했던 잡다한 집안일을 혼자 처리하고 여느 엄마들처럼 아이들을 돌봤다. 가끔 부모님을 초대하여 밝고 즐거운 기분으로 식사를 대접하기도 했다. 반년쯤 지나자 그녀의 우울 증세는 거의 사라졌고 예전의 밝은 모습을 되찾았다.

  우울증이 치료되는 과정을 지켜보면서 나는 기쁘기도 했지만 흥미롭기도 했다. 그래서 치료 과정을 논문으로 정리하여 정신건강센터에서 열리는 세미나에 제출했다. 논문에는 그녀의 우울 증상이 호전된 이유를 분석하고 지난 몇 달간 해 왔던 방법을 계속한다면 적어도 그녀가 우울증으로 고생하는 일은 다시는 없을 것이라고 전망했다.

지금 생각해보면 당시 정신분석적 치료 방법에 대한 나의 이해 수준은 별로 높은 편이 아니었다. 만일 내가 좀더 경험이 많은 상담자였다면 그녀는 훨씬 빠르게 회복할 수도 있었을 텐데 하는 아쉬움이 있다. 그때 나는 그녀에게 가장 큰 문제였던 죄의식과 자기동정을 어떻게 다루어야 할지를 몰랐다. 그래서 단지 기술적인 측면에 치우쳤던 것 같다. 다행히 그것으로도 효과가 있었지만 다른 사례에서는 그 같은 기술적 측면만으로 치료되는 경우가 드물다.

나는 논문을 발표하고 나서 많은 사람들로부터 칭찬과 비판을 동시에 들었다. 그들은 우울증 환자를 다시 정상인의 생활로 돌아가게 애쓴 노력에 대해서는 칭찬하면서도 그녀가 다시는 우울증에 빠지지 않을 것이라고 확신한 낙관적 전망에 대해서는 따끔한 충고를 빠뜨리지 않았다. 특히 내가 존경하는 한 분은 우울은 생리적인 문제인 동시에 주기적으로 탈이 오는데 그녀에게도 또 다른 주기가 올지 모른다면서 낙관적 견해에 대해 주의가 요구된다고 지적했다.

내가 이 논문을 발표한 때가 벌써 20여 년 전이다. 다행히도 그녀는 그 동안 단 한차례 심각한 우울증을 겪었을 뿐이다. 그녀는 두 자녀를 키우면서 대학에 들어갔고 졸업 후에는 전공을 살려 반듯한 직장에서 정상인과 똑같이 일하고 있다. 그 덕택에 나는 해마다 그녀의 크리스마스 선물을 받고 있다.

우울 다스리는 방법도 배워야 한다

심리치료를 받으러 오는 내담자에게 내가 가장 먼저 하는 말은 "어떻게 도와 드릴까요?"이다. 그러면 내담자들의 상당수는 "요즘 몹시 우울합니다. 도대체 사는 게 재미가 없어요. 즐겁지 않아요"라고 답한다.

확실히 우울 증세를 보이는 사람들이 부쩍 늘어난 것 같다. 지난 수년간 상담한 내담자뿐만 아니라 개인적으로 만나는 거의 모든 사람들이 우울 증세를 보였다. 그 대부분은 가볍고 일시적인 증세였지만 심각한 증세를 보이는 사람도 적지 않았다. 나는 우울 증세야말로 이제는 치료해야 할 중요한 문제 영역이라는 확신을 갖고 있다.

우울과 다른 정서장애의 발생 빈도를 비교해 보자. 공포와 분노를 예로 들면 공포는 우울과 비슷한 정도로 발생하며 분노는 우울보다 좀더 자주 발생하는 것 같다. 화를 어떻게 다스릴 것인가 하는 분노에 관해서는 최근 좋은 책들이 많이 출판되었으므로 여기서는 간략하게 다룰 것이다.

그런데 서점에 가 보면 우울에 관한 책은 별로 없다. 실제로 우울에 관해 학문적으로나 임상학적으로 연구된 결과도 별로 없을뿐더러 설사 있다고 해도 독자들에게 실제적인 도움을 주지 못하는 책들이 대부분이다. 놀랍게도 우울에 관해 권위 있는 책을 쓴 저자 가운데 몇몇은 자살로 생을 마감했다.

심리적 장애로서 아직까지 제대로 연구되지 않은 우울에 대해 그래도 조금은 많이 알고 있다고 자부하는 내가 우울로 인해 자살한다면 당신은 나의 주장을 믿을 것인가. 당연히 불신할 것이다. 바로 이 점이 내가 이 책을 쓰게 된 이유이다. 신경증에 대한 최근의 연구 흐름을 소개하고 우울증과 관련한 백여 개의 실증 사례를 통해 검증되고 정립된 새로운 이론을 소개하려는 것이 이 책의 목적이다.

우선 이 새로운 이론을 나 자신에게 적용해서 많은 도움을 받았다는 점을 밝힌다. 나 역시 여러분과 똑같다. 이 이론을 적용해 보기 전에는 여러분이 경험한 것과 같은 우울을 수없이 겪었다. 남한테 거절당하거나 무시당하면 열등감과 죄의식, 비참한 느낌이 들었고 그런 기분은 몇 시간 때로는 며칠간 나를 울적하게 만들었다. 직장에서 일을 잘못했다고 질책당하거나 형편없다는 평가를 받았을 때는 정말 죽고 싶었고 아무도 없는 곳에 가서 혼자 살고 싶을 정도로 괴로워했다. 때때로 잊어버리자고 마음먹거나 '이건 나 자신과의 싸움이야' 하면서 이겨내려고 애썼지만 마음먹은 대로 잘 되지가 않았다.

공허함과 절망감, 피곤함, 무기력, 무가치, 죄의식, 의욕과 흥미 상실, 초조함, 짜증 등은 여러분들도 한두 번 겪었을 것이다. 문제는 그런 기분이 신체와 사고의 여러 부분에 영향을 미쳐 자기 신뢰감을 회복하기 어려울 정도로 지나친 자기 의심과 비관론에 가득 차게 만드는데 어떤 때는 한 달 내내 그런 기분에 사로잡혀 지낸다는 점이다. 하지만 그 같은 일들은 적어도 내겐 옛날 얘기가 되고 말았다는 점에 감사한다.

사실 나는 나 자신을 행운아라고 여긴다. 사랑하는 아내와의 결혼생활에 만족할뿐더러 세 딸이 아무 탈 없이 잘 자라고 있고 부모님 또한 건강하게 생존해 계시다는 사실만으로도 나는 행운아다. 게다가 대학원 졸업 이후 한번도 실직한 적이 없었다. 그래서 많은 사람들을 심각한 우울에 빠지게 하는 이유 같은 게 내겐 없었던 것이 아닐까 생각한다.

그렇다면 내가 우울을 경험한 일들은 어떻게 설명될 수 있을까. 아마도 많은 일들을 겪으면서 인생의 여러 부분에 대해 불행하다고 느끼고 나쁜 방식으로 반응했기 때문이 아닐까 싶다. 물론 지난날의 일상적인 불행한 사건들은 여건히 내게 하나의 충격으로 남아 있다.

하지만 내가 우울증에 대해 배우고 그것을 잘 다스리는 방법을 알기 전보다 지금은 그것을 훨씬 잘 다루고 있다는 것만은 분명하다. 그래서 최근 수년간 전혀 우울에 빠지지 않고 잘 지내고 있다. 이제 나는 우울을 다스릴 수 있으며 그 방법을 다른 사람들에게 전해 주고 있다.

중요한 것은 여러분이 우울함으로 인해 기분이 가라앉는 바로 그 순간이다. 우리는 거의 매일 일어나는 작은 사건만큼 그것을 다루는 방법도 충분히 배워야 한다. 만일 우리가 매일매일 실망과 실패감을 맛보거나 눈앞에서 거절당하는 일만 겪는다면 우울은 심각한 문제일뿐더러 사회문제이기도 할 것이다.

우울증에 대한 새로운 심리치료

한때 우울이 갈색 머리나 파란 눈처럼 부모로부터 유전되는 것이라고 생각한 적이 있었다. 그래서 완치가 불가능하다고 믿었고 많은 사람들이 우울증을 극복하기 위한 노력이나 희망을 포기했었다.

시대가 지남에 따라 그러한 생각에 변화가 있게 되었고 의사들은 약물요법과 전기충격요법 등을 시도했다. 약물치료는 대뇌 속의 화학성분의 불균형 상태에 직접적으로 영향을 주는 항우울제 약물을 사용함으로써 증상의 개선을 꾀하는 것이고 전기충격요법은 뇌에 전류를 흐르게 하여 경련을 유발시키는 것이다. 이러한 시도는 심각하고 만성적인 증상을 보이는 환자들에게 어느 정도 효과가 있었다. 그러나 비교적 경미한 우울을 겪고 있는 사람에게는 가족이나 친구들로 하여금 이해하고 인내하며 격려하는 수준에서 도움을 줄 필요가 있다는 정도의 치유책밖에 제시되지 못했다. 전문가의 도움을 받지 않았기 때문에 어떠한 연구나 설명도 이루어지지 못했다.

프로이트는 죄의식과 우울이 명백한 관련이 있는 것으로 이해했다. 그러나 죄의식이 어린 시절 부모에 대해 갖는 성적 환상에 의해 유발되는 것이라고 주장함으로써 오히려 우울에 대한 설명력을 약화시키는 결과를 가져왔다. 그의 이론은 일부 경우에는 적용되지만 직장에서 해고되거나 스트레스로 인해 우울을 겪는 사람들의 경우는 설명해 줄 수 없었다.

우리가 우울에 대해 어떤 선천적 경향성을 갖고 태어난다고 보는 것은 당연하다. 어떤 사람들은 다른 사람에 비해 우울 경향성이 높거나 낮기 때문이다. 그렇다고 해서 우울증을 선천적인 것이라고 단정 지을 수는 없다. 태어날 때부터 우울증을 갖고 있다면 치료란 아무 의미가 없기 때문이다. 오히려 우리는 우울을 극복하는 방법에 대해 다른 사람들에게 가르칠 수 있다. 아니 사람들이 우울에 빠지도록 주위 사람들로부터 배워 왔다고 설명하는 것이 타당하다.

그렇다. 우리는 어떤 이유에서이건 혼란스럽게 될 때 너무나 자연스럽게 우울에 빠지게 된다. 왜 그럴까. 그것은 우리 자신이 유전적으로 불완전한 두뇌를 물려받았고 그 불완전한 두뇌를 가진 사람들에 의해 신경증적인 반응을 보이도록 배웠고 훈련되어 왔기 때문이다. 당신 역시 신문이나 잡지, 영화, TV 등이나 부모님, 선생님, 친구, 동료 등을 통해 무의식적으로 자신도 모르는 사이에 신경증적이 되도록 훈련되어 왔다. 그것들은 또한 당신이 깊은 우울에 빠지도록 가르쳐 왔다. 따라서 우울에 빠지는 것은 너무나 자연스런 일이다.

그러나 자신도 모르는 사이에 당신을 손상시켜 온 우울에서 벗어나는 것은 철저하게 당신의 몫이다. 당신이 하기에 따라서는 얼마든지 우울에서 벗어날 수 있다. 이 책은 그 방법을 당신에게 제시하고자 씌어진 것이다.

어떻게 할 것인가. 먼저 사람들과 사건들에 대해 취해 왔던 이제까지의 틀에서 벗어나야 한다. 그리고 새로운 태도를 취하려면 새롭게 생각하는 방법을 배워야 한다. 학교에서 기하학이나 역사, 미술 등을 공부하던 때를 떠올려 보라. 당신은 교실에서 수업을 받고 선생님으로부터 과제를 받으면서 새로운 것들을 하나씩 배웠다. 우울에서 벗어나기 위한 상담도 건강한 삶을 위한 하나의 수업 과정과 똑같다.

아마도 당신은 살아오면서 배운 것 가운데 유익하지 않은 것도 많다는 것을 알 것이다. 그런데도 당신은 그것을 배웠다. 우울을 극복하기 위한 방법도 마찬가지이다. 당신이 부모님으로부터 말을 배우고 훈련받아 온 방식 그대로 우울을 극복하기 위한 방법을 배울 수 있다. 중요한 것은 당신이 우울을 느낀다고 해서 자신에게 뭔가 문제가 있구나 라고 생각할 필요가 전혀 없다는 점이다.

우울에서 벗어나는데 유용한 새로운 생각들을 배우는 것은 별로 어렵지 않다. 이제까지 살아오면서 신경증적인 사고를 하도록 배워 온 것이 그것을 입증한다. 그 동안 당신이 건강한 사고를 배우려고 하는데 방해를 놓은 것이 있었던가. 결코 없었을 것이다. 물론 새로운 학습은 사람에 따라서는 생각만큼 쉽지 않을 수도 있다. 하지만 조금만 노력하면 누구나 할 수 있다. 이미 수백만 명이 그 가능성을 입증했으며 그들 중 일부는 정말 짧은 시간에 터득했다. 내 경험으로 미루어 그것을 행하지 않는 유일한 이유는 그 방법을 모른다는 데 있었다. 이 책에서 나는 당신에게 최소한 성공적인 상담을 하기 위한 방법을 시작하도록 도와주거나 보여주려고 한다.

이 책은 당연히 우울증으로 고민하는 사람들이 읽을 것이다. 따라서 이 책을 읽은 사람 중 일부는 우울 습관을 극복하도록 도와주는 책을 한두 권쯤 갖고 있을 것이다. 다른 책을 폄하할 생각은 조금도 없지만 중요한 것은 어떤 아이디어가 어떤 방식으로 논의되었는가가 아니라 어떤 아이디어이냐 하는 것이 중요하다는 점을 유념하라.

책을 읽는 것도 하나의 좋은 방법이긴 하지만 학교에서 수업을 받는 것처럼 강의를 듣거나 녹음테이프를 듣는 것도 고려해 보라. 나는 내담자들에게 치료시간에 녹음하여 다음 번 상담시간까지 그 테이프를 들으면서 내가 준 정보들을 기억하라고 조언한다. 그렇게 하면 문제의 핵심이 무엇인지를 다시금 생각할 수 있고 내게서 제공받은 새로운 사고에 대해 생각할 시간을 많이 가질 수 있기 때문이다.

많은 환자들이 이 같은 방식으로 큰 도움을 받았다. 어찌 보면 치료라기보다는 일종의 재교육인 셈이다. 이것은 대단히 중요하다. 내가 잘못하고 있는 것이 무엇인지, 나의 사고나 습관의 어떤 부분이 내게 해를 끼치고 그 사고 패턴을 어떤 방식으로 바꿔야 하는지를 배운다는 것은 대단히 중요하다. 우울증에 시달려 온 당신에게는 꼭 필요한 것이다.

이 책에 씌어진 방법대로 했다고 해서 굉장한 변화가 단숨에 나타나기를 기대하지 마라. 나 역시 모든 우울이 이 한 권의 책으로 제거될 수 있다고 말하지 않는다. 사람마다 우울의 심각도에 차이가 있기 때문에 그 같은 생각은 비현실적이다. 기다리는 전화가 오지 않아서 가벼운 우울을 경험할 수도 있고 실수로 교통사고를 일으켜 사람을 죽게 하거나 다치게 하여 그에 대한 심한 죄의식을 경험할 수도 있다.

이 책은 경미한 우울을 겪고 있는 사람들을 대상으로 하고 있다. 물론 심각한 우울에 시달리고 있는 사람에게도 도움이 된다. 완벽하게 치료하지 못하고 증상을 완화시키는 정도의 효과밖에 없을지라도 자신이 왜 우울에 빠졌는지, 어떻게 그 우울을 줄여 나갈 수 있는지를 배우는 것만으로도 충분히 가치 있는 일이 아닌가.

심리적 요인이 아니라 신체적 요인에 의해 유발되는 우울도 있다. 이때는 가정의나 정신과 의사 또는 식이요법에 의한 치료를 받아야 한다. 뚜렷한 이유가 없는 데도 우울하다면 우선 저혈당이 아닌가 의심해 보라. 저혈당이란 신체의 각 세포에서 필요로 하는 당분이 혈액에 소량밖에 없는 것을 말한다. 저혈당일 경우에는 무기력하고 어지럽고 신경질적이 되거나 우울해지는 증상이 나타난다. 일부 학자들은 정신지체 일부와 정신분열, 알코올 중독 환자 대부분이 저혈당으로 고통을 받고 있다고 생각한다.

우울이 신체적 요인 때문인지 아닌지를 알려면 입으로 삼킨 단 음료가 얼마나 빨리 혈액으로 흡수되는지를 검사하면 된다. 이 혈액검사는 대체로 5시간 동안 7회에 걸쳐 행해지는데 흡수가 빠른 것으로 나타나면 일단 저혈당이 아닌가 의심하라. 만일 저혈당이라면 탄수화물 섭취에서 단백질 섭취 형태로 식이요법을 바꾸는 것이 좋다.

전문가와의 상담에서 별로 효과를 보지 못한 환자들이 혈액검사를 통해 우울의 원인을 발견하여 낫는 경우도 많다. 이들은 감자튀김, 스파게티, 밥, 케이크, 과자, 사탕 같은 음식과 커피, 맥주, 와인 등을 멀리하고 고기나 유제품, 신선한 과일, 땅콩, 생선 등을 위주로 한 식이요법으로 신경증이 호전되고 우울을 치료한다.

만약 여러분이 저혈당을 가진 것으로 보인다면 심리치료에 많은 시간과 돈을 허비하기보다는 내과 전문의를 찾아가 치료를 받도록 하는 것이 좋다. 그러나 삶의 어떤 사건과 연관되어 시작된 것이라면 십중팔구 심리적 우울증일 것이므로 이 책을 읽어 가면서 도움을 받기를 권한다.

당신이 우울한 진짜 이유는 세 가지

심리적 우울증은 크게 보아 세 가지 원인에서 비롯된다. 첫째로 자기비난 Self-blame이다. 누구든지 계속해서 자기 자신을 미워하고 깎아 내리고 대단히 나쁜 사람이라고 생각한다면, 그리고 매주 화요일과 목요일 오후마다 벌을 받아야 한다고 생각한다면 그는 분명히 우울증에 빠진 것이다. 그것은 세상에 정신병원이 존재한다는 사실만큼 분명하다. 이러한 자기비하는 자신을 비난하는 것과 같다.

자기비하는 사람에 따라 여러 가지 이유에서 생길 수 있다. 승진을 못했거나 근무성적 평점이 형편없어서 생길 수도 있고 매년 열리는 경연대회에서 우승을 하지 못했기 때문에 생길 수도 있다. 사소하게는 누군가가 당신에게 인사를 하지 않았기 때문에 나타날 수도 있다.

사람은 누구든지 자신을 비난하게 될 때 바로 우울을 경험하게 된다. 비난이 심해지면 일상생활 자체가 힘들어지고 울적한 기분에 사로잡혀 울고 싶은 심정이 된다. 모든 감정이 가라앉는다. 심한 감정의 기복을 겪게 되어 때로는 빌딩이나 다리에서 뛰어내리고 싶은 충동마저 느끼기도 한다.

어떤 이유에서건 자신을 조금이라도 비난한다면 당신은 불편함을 느끼고 불안정하게 될 것이다. 그 정도가 심각하지 않을지라도 그것 때문에 당신은 하루를 망칠 수도 있고 여행이나 파티가 엉망이 될 수도 있다. 아니 당신 주위에 아무도 남아 있지 않도록 만들 수도 있다.

둘째로 자기연민 Self-pity이다. 쉽게 말하면 자기 자신에 대해 불쌍한 감정을 갖는 것이다. 만일 당신이 불공평하게 대우받는 상황에서 자기연민에 빠지면 곧 우울증에 걸리게 된다. 다른 사람들의 동정을 얻기 위해 우울한 얼굴을 한다면 그것은 우울에 빠져들고 있다는 증거이다. 세상은 당신에게 삶을 빚지고 있고 이 세상이 얼마나 불공평한지를 깨닫게 될 때에도 역시 우울에 빠진다.

세상 사람들은 누구든지 내게 공평하게 대해야 한다. 내가 친절하게 했을 때 상대방 역시 내게 똑같이 친절해야 한다, 내가 살고 있는 이 세상은 사람들이 살기에 멋진 곳이 되어야 한다고 주장한다면 그것이야말로 신경증적인 생각임을 잊지 마라. 만일 이러한 난센스를 믿는다면 당신은 필경 우울에 빠질 것이다. 자기가 생각하는 방식대로 일이 이루어지지 않을 때 분노하거나 상처를 입게 될 것은 뻔한 이치가 아닌가. 당신이 우울을 피하고 건강한 삶을 누리고 싶다면 내가 애쓰고 노력하는 것과 달리 불공평하고 불친절한 반응을 일상적으로 받게 된다는 사실을 깨닫는 게 좋다.

셋째로 다른 사람에 대한 연민 Other-pity이다. 만일 당신이 사고로 다리를 다쳐 절단할 수밖에 없다면 우울에 빠질 가능성이 높다. 그런데 문제는 다른 사람이 당신과 똑같은 처지에 처했을 때도 우울에 빠지기 쉽다는 점이다.

우리가 살고 있는 이 세상에는 수많은 고통이 존재한다. 가족이나 친지, 친구는 말할 것도 없고 한번도 만난 적이 없는 가난한 영혼들이 겪는 고통을 느끼게 되는 일도 끝이 보이지 않을 정도로 많다. 그리고 그들의 고통과 마음의 상처들이 내게 와 닿고 진하게 안타까운 감정을 갖게 되는 경우도 많다.

하지만 당신이 목발을 짚고 있는 아이에게 연민을 느끼거나 집이 불타 모든 것을 잃어버린 친구에게 또 전쟁 중에 아들을 잃은 이름 모를 어느 여인에게 연민을 느낀다면 당신은 자기 자신을 비난하거나 자기연민을 느끼는 것과 마찬가지로 우울에 빠질 개연성이 높다. 당신이 확실하게 알아야 할 점은 당신에게 연민을 일으키게 만드는 고통스러운 세상에 당신이 살고 있다는 것이다.

지금까지 우리는 정서적인 우울에 빠지게 되는 세 가지 이유에 대해 살펴봤다. 이제부터는 그 이유 하나하나에 대해 구체적으로 살펴보기로 한다.

우선 자기비난의 이유와 그것이 왜 당연하다고 생각하는지를 살펴보겠다. 타인에 대해 연민을 느끼게 되는 이유와 그 밖의 다른 이유들로 인해 불행을 느끼게 되는 과정도 검토할 것이다. 자신이 어떻게 잘못되었으며 어리석다고 여기는지, 어떤 상황에서 자신을 미워하게 되는지, 자기연민이 어떻게 자신에게 최악의 적이 되는지, 왜 다른 사람에 대한 연민이 자기 확신을 떨어뜨리는 결과를 가져오는지를 설명할 것이다.

이밖에 자신의 행동을 어떻게 합리화하는지, 그리고 앞으로 우울을 피하기 위해서는 사고를 어떻게 변화시켜야 하는가를 다루게 될 것이다. 분명한 사실은 이 책을 통해 우울에 대한 것을 배우면서 당신이 잃을 것이라곤 눈물밖에 없다는 점이다.

두 번째 이야기
자신을 탓하지 마라

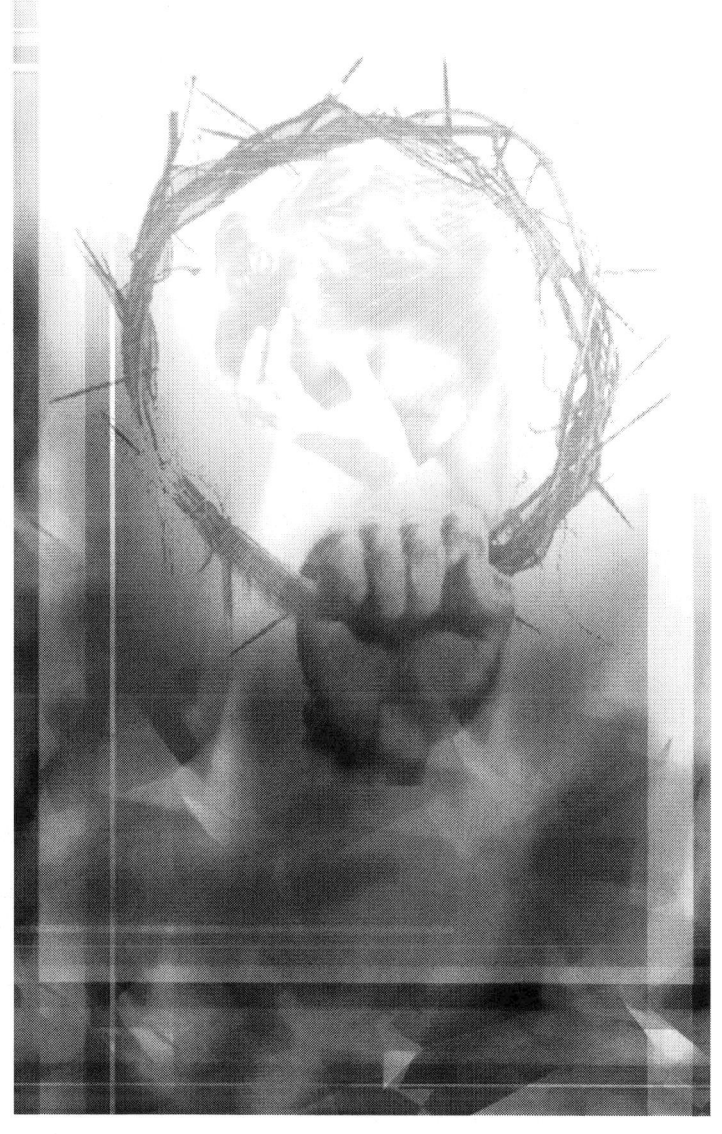

내담자들에게 "죄의식을 절대로 느끼지 않게 된다면 지금보다 훨씬 행복할 것입니다"라고 말하면 그들은 내 얼굴을 빤히 쳐다본다. 마치 '제 정신 갖고 하는 말이냐' 하는 표정이다. 그리고는 "잘못을 저지르지 않는다면 그게 신이지 어디 사람입니까? 인간이 완벽하게 행동한다는 게 불가능한데 어떻게 죄의식을 갖지 않을 수 있단 말입니까?"라고 되묻는다.

실수와 죄의식은 별개의 문제

사람은 누구나 실수하거나 잘못을 저지른다. 하지만 죄책감을 갖는 것은 전혀 별개의 문제이다. 당신이 뭔가 잘못했거나 부도덕한 행동을 저질렀을 때 또는 다른 사람에게 해를 끼쳤을 때 서슴없이 당신의 잘못을 인정하라. 그리고 그 이상의 아무것도 하지 마라. 잘못했다는 것을 인정한 그것만으로 족하다. 잘못된 행동을 비난하거나 탓할 필요는 없다.

당신이 잊지 말아야 할 점은 잘못한 행동을 비난하지 않을 때 오히려 자신의 행동을 냉정하고 객관적으로 볼 수 있다는 사실이다. 그래야만 또다시 실수나 잘못을 되풀이하지 않으려고 보다 신중하게 행동할 것이다.

대부분의 사람들은 자신이 잘못 행동할 수 있다는 점은 인정하면서도 잘못한 행동 그 자체가 죄가 되므로 그 행동에 대한 죄의식을 갖는다. 이것이 바로 우울을 가져오는 두 번째 단계이다. 잘못한 행동 때문에 자신이 가치 없는 존재이며 나쁘고 끔찍한 인간이라는 것을 확인하는 것이다.

　죄의식을 갖는다는 것은 무엇을 의미하는가. 그것은 자신을 자신의 행동으로 평가한다는 것을 뜻한다. 예를 들어 '식당 종업원에게 무례하게 대한 것은 잘못된 행동이다. 그것은 내가 나쁜 사람임을 뜻한다'거나 '아내를 무시한 행동은 잘못된 행동이다. 나는 몹쓸 사람이다' 라는 식으로 자신의 행동에 의해 자기 자신을 판단한다는 이야기이다.

　당신은 본인이 올바르게 행동할 때는 스스로를 꽤 괜찮은 사람이라고 생각한다. 반대로 잘못 행동을 하면 나쁜 사람이라고 생각한다. 왜 그런 평가를 내리는가. 그럴 만한 이유가 있는가. 길을 묻는 노인에게 친절하게 가르쳐준 행동에 대해서는 자기 자신을 높이 평가하고 만약 그 노인을 밀치고 지나갔다면 그것 때문에 왜 자신을 미워하는가.

　혹 당신은 잘못된 행동에 대해 죄책감을 갖는 것이 사람의 도리로서 당연하다고 여길지 모른다. 노약자에게 불친절하고 잘못한 것이 없는 식당 종업원을 꾸짖고 아내와 괜히 싸우는 등 다른 사람에게 잘못 행동해서는 안 된다는 것을 주장할지 모른다. 그런 행동을 하는 사람은 못되고 나쁜 사람이며 무식하고 무가치한 인간임을 증명하는 것이라고 판단할 것이다.

하지만 그렇지 않다. 당신이 잘못 행동하더라도 그 이면에는 나름대로 정당한 이유가 있을 수 있다. 더욱이 당신은 이 세상에서 자기 자신을 용서할 모든 권리를 갖고 있다.

자기를 비난하지 말아야 할 진짜 이유

왜 자기 자신을 비난해서는 안 되는 것일까. 여기에는 세 가지 이유가 있다. 첫째로 능력 부족이다. 이것은 하고 싶거나 해야만 될 일에 대해 지적 능력을 갖고 있지 않다는 것을 말한다. 예컨대 우리는 정신지체인이 정상인과 똑같이 행동할 것으로 기대하지 않는다. 지능이 정상인과 비슷하지만 특정 부문에서 제한된 능력밖에 없는 사람이 어떤 일을 잘못했다면 우리는 그 사람을 쉽게 용서할 수 있다.

먼저 정신지체 아동의 예를 보자. 자니는 지능지수 IQ가 60 정도밖에 안 되는 올해 여덟 살 난 남자 어린이이다. 기억력과 이해력이 부족해서 수십 번 가르쳐준 것도 잘 이해하지 못하고 엉뚱한 행동을 할 때가 많다. 자니의 부모는 혹 아이가 위험한 물건을 갖고 놀까 봐 무척 신경을 쓴다. 처음에는 물건을 빨거나 집어던지는 것을 보고 문제행동의 발생을 예방하기 위해 아이 주변에서 놀이기구나 장난감을 없앴지만 이것 또한 아이에게서 학습할 기회를 빼앗는 것이라는 전문가의 말을 듣고는 웬만

하면 내버려두었다. 자니는 무슨 물건이든 만지작거리며 노는 것을 좋아했다. 어느 날 자니는 엄마와 함께 이웃집에 갔을 때 엄마가 잠깐 한눈을 파는 사이에 성냥갑을 발견하고는 갖고 놀다가 그만 불을 내고 말았다. 돌발적으로 일어난 화재로 인해 그 집의 아이가 화상을 입는 불상사가 발생했다.

당신은 잘못을 저지른 자니를 어떻게 평가하는가. 아이의 행동이 화재 및 인명사고를 일으켰지만 그렇다고 해서 자니를 나쁜 아이라고 말할 수 있을까. 그렇지 않다. 성냥을 갖고 논 것은 자니가 나쁜 아이이기 때문이 아니라 단순한 호기심에서 비롯되었을 가능성이 크다. 지능이 낮아서 자신이 하고 있는 행동의 위험성을 감지하지 못했을 뿐이다.

어쩌면 자니처럼 지능이 낮은 사람이 화재사고를 일으키고 사람을 다치게 만드는 것은 지극히 자연스러운 일일지 모른다. 설사 집을 몽땅 태우고 집안에 있던 사람들을 다 죽게 만들었다고 해도 달라질 것은 아무 것도 없다.

자니는 집을 불태우고 사람을 다치게 한 자신의 잘못된 행동에 대해 죄의식을 가질지 모른다. 그러나 자니는 다른 지체장애 아동들이 성냥을 가지고 노는 방식대로 행동했을 뿐이다. 따라서 죄의식을 갖는 것은 어리석은 일이다. 어른들이 자니를 꾸짖거나 야단친다면 어떻게 될까. 그것은 자니로 하여금 우울에 빠지도록 권장하는 행위나 같다. 우리는 자니가 한 행동과 자니라는 아이 자체를 구분해야 한다. 자니라는 인간 자체를 판단하지 말고 그 행동만을 판단해야 한다. 자니의 잘못된 행동이 나쁜 것이지 자니가 나쁜 아이는 아닌 것이다.

이번에는 당신의 어린 딸을 예로 들어 보자. 당신은 딸이 피아노를 배웠으면 하고 바란다. 하지만 딸은 음악이나 피아노에 대해 관심이 없다. 한동안 강사를 초빙하여 가르쳤는데도 피아노를 치는 게 서투르고 배우는 속도 또한 느리다. 멜로디를 잘 따라가지도 못한다. 음악에 대한 감각이 무디고 소질이나 재능이 없는 것 같다. 음악과 관련하여 딸이 관심을 갖는 것은 또래의 아이들처럼 대중가요뿐이다. 아무래도 당신의 바람은 지나친 욕심인 것 같다.

한마디로 위에서 말한 자니는 지능에 문제가 있었지만 당신의 딸은 음악에서 능력이 부족하다. 두 사람 모두 필요한 기술 습득에 요구되는 지적 능력을 갖고 있지 않은 것이다.

당신은 딸을 어떻게 평가하는가. 피아노를 잘 치지 못한다고 해서 나쁜 아이라고 말할 수 있는가. 분명히 그렇지 않을 것이다. 피아노를 치는 실력이 부족하다고 해서 어떤 나쁜 일이 발생하지 않는다고 믿기 때문일 것이다. 재능이 부족하다는 것으로만 딸을 평가하려는 유혹도 받지 않을 것이다. 그럼에도 불구하고 그것이 문제가 된다면 당신의 딸과, 위에서 언급한 자니가 나쁜 행동을 하게 된 것과 비슷한 이유가 아닐까. 그렇다면 당신은 일관성을 가지고 당신의 딸과 자니의 행동을 구분해서 봐야 한다. 못된 아이로 평가하지 말고 단지 그 행동만을 위험하고 수용할 수 없는 것으로 판단해야 한다.

둘째로 무지이다. 자니와 당신의 딸은 어떤 기술을 배우는데 필요한 능력이 부족했거나 정신적 장치가 마련되어 있지 못했다. 그렇다면 정상인이 일을 제대로 하지 못하거나 실수를 저질렀을 때 우리는 그를 무가치하고 나쁘고 사악한 인간이라고 평가해야 할까.

예컨대 당신이 젊은 아빠라고 가정하자. 어느 일요일 아내가 갑자기 외출하는 바람에 갓난아기를 당신이 돌봐 줘야만 했다. 아기가 몹시 보채서 왜 그런가 살펴봤더니 응가를 한 것이었다. 새 기저귀를 갈아주는데 몇 번 해보지 않은 일이라 서투른 바람에 그만 아기가 다치고 말았다.

이때 당신이 아기를 다치게 한 행동은 당연히 잘못이다. 하지만 그것 때문에 죄의식까지 느껴야 할까. 당연히 그럴 필요가 없다. 아기를 잘 보살펴야 했는데 다치게 했다고 해서 죄의식을 갖는 것은 참으로 어리석다. 당신은 아기를 사랑하고 아기를 편하게 해주기를 원하는 아빠이지만 경험 부족으로 기저귀를 갈아주는 일이 서투른 아빠일 뿐이다. 어떤 일이든 익숙하지 않은 사람이 완벽하게 해 내기란 어렵다. 몇 번 해보지 않은 일을 능숙하게 한다면 그것이 오히려 놀랄 일이 아닌가. 따라서 당신이 안고 있는 문제는 아기를 다치게 한 나쁜 아빠라는 사실이 아니라 기저귀를 부드럽게 제대로 갈아주는 방법을 잘 모르는 아빠라는 점에 있다. 물론 연습을 좀더 하면 그 같은 문제는 말끔히 해결될 것이다.

능력 부족은 당신이 아무리 노력해도 그것을 배울 수 없다는 것을 뜻하지만 무지는 아직 어떤 기술을 배우지 않았음을 의미한다. 아무리 뛰어난 천재라고 해도 특정 분야에 대해 무지할 수 있다. 누구든지 배울 수 있는 기회를 갖기 전까지는 위대한 것을 이루지 못한다.

많은 어머니들이 자녀를 키우면서 겪은 실수로 인해 죄책감을 느끼면서 우울한채 살고 있다. 약물을 복용했거나 혼전 임신 또는 학교에서 중퇴한 청소년들을 주의 깊게 살펴보면 문제의 발단은 부모의 서투른 양육에서 비롯된 경우가 많다. 말하자면 자녀 양육에 능숙치 못하고 서투른 엄마들이 문제아동을 만들 소지가 많고 바로 그것 때문에 어머니들이 괴로워하고 힘들어 하는 것이다.

하지만 어머니들이 자녀 양육에서 서투르고 능숙하지 못했다는 것 때문에 자기 자신을 미워할 필요는 전혀 없다. 어머니들은 자녀를 키울 때 방식은 다를지언정 나름대로 사랑과 최선을 다한다. 훌륭하게 키우고자 애쓴다. 어쩌면 너무 많은 사랑을 주었을지 모르며 아이들이 심각한 잘못을 저지르지 않도록 과잉 보호했을지 모른다. 때로는 심한 잔소리도 했을 것이다. 그리고 이런 방법들이 먹혀들지 않으면 더욱 강제적이 되어 더 많이 꾸짖고 야단치고 비난했을 것이다. 자신도 모르게 어머니로서의 비효과적인 역할을 한 것이다.

문제는 그들이 쓸모없는 사람이라는 것이 아니라 서투른 엄마라는 사실에 근거한다. 왜 서투를까. 그들 중 상당수가 정서적으로 문제를 안고 있고 자녀의 일탈 행동에 어떻게 대처하는 것이 옳은지에 대해 정확한 정보를 갖고 있지 않기 때문이다. 따라서 반항적인 십대를 잘 다루는 방법을 모르는 어머니들로서 자녀가 삐뚤어지게 나가는 것이 자기 탓인 양 자신을 비난하며 죄책감을 갖는 것은 옳은 처방이 아니다. 그러한 태도는 오히려 더 많은 문제를 낳을 뿐이다.

나는 대부분의 어머니들이 심리학에 대해 전혀 교육을 받은 적이 없다는 점에 주목하고 있다. 어쩌면 자녀 양육에 관한 책을 읽어본 적도 없을지 모른다. 전문가와의 상담은 커녕 자신이 생각하는 것보다 훨씬 좋은 방법들이 있다는 사실조차 모를 것이다. 설혹 그런 것이 있다는 것을 알았다고 해도 현실적으로 도움을 받기란 쉽지 않다. 그저 주변에서 보고 들은 것을 참고할 정도일 것이고 대부분은 부모로부터 배운대로 한다.

우리들은 부모로부터 말을 배운다. 부모의 습관과 입맛을 따르고 똑같은 카드놀이를 한다. 결혼하고 나서 자녀를 키우는 것도 부모가 자기를 키울 때 행했던 방식 그대로 따른다. 만일 부모가 잘못된 양육 방식을 가졌다면 그들 역시 잘못된 방식을 따를 것이다.

  결국 그들은 몰라서 못한 것이지 나쁜 엄마이기 때문에 그런 것이 아니다. 모르기 때문에 자녀들을 심하게 야단쳤거나 잘못 키운 것이므로 죄의식을 가질 필요가 하나도 없다. 설사 자녀들이 삐뚤어진 길로 나갔다고 해도 자신을 비난할 것이 아니라 보다 좋은 방법에 대한 지식이 부족하고 무지가 원인이란 것을 알아야 한다.

  이제 좀더 심각한 예를 들어보자. 한 고등학생이 처음으로 운전을 배우는 중이다. 집 근처에서 연습하던 학생은 욕심을 내서 인근의 큰길로 차를 몰았다. 어느 초등학교 앞에 이르렀을 때였다. 때마침 하교시간인지라 학생들이 교통안내원의 수신호에 따라 횡단보도를 건너고 있었다. 학생은 차를 멈추려고 브레이크 페달을 밟았다. 그런데 그만 실수로 액셀러레이터를 밟았고 그 바람에 차가 교차로를 내달려 초등학생 몇 명이 치어 죽었다. 초보 운전이 대형 인명사고를 일으킨 것이다.

  죽은 학생들의 학부모가 사고를 일으킨 고등학생에게 분노하는 것은 당연하다. 어쩌면 죽이고 싶을 정도로 화날 것이다. 아무리 실수라고 해도 어린 자녀를 잃었으니 상심이 얼마나 크겠는가. 분노가 아니라 증오심까지 일어날 것이다.

이때 사고를 낸 고등학생은 어떨까. 보통은 극심한 자책감에 자학하면서 심각한 우울에 빠질 가능성이 높다. 사람을 죽였으니 살인자이다. 더욱이 사고는 어쩔 수 없었던 불가항력적 사고가 아니었다. 운전이 서투른데도 큰길에서 차를 몰아보고 싶다는 욕심이 빚어낸 과실치사이다. 당신은 이 학생이 자책하고 죄의식을 느끼는 게 당연하다고 생각할 것이다. 하지만 그렇지가 않다. 그가 사고를 낸 것은 운전 경험이 별로 없어서 조작이 서투르고 차에 대해 무지했기 때문이다. 만약 좀더 연습하여 운전 경험이 어느 정도 있었다면 그런 잘못은 범하지 않았을 것이다. 다시 말해서 학생 자체가 나쁜 사람이 아니라 무지했기 때문에 죄를 지은 것이다.

이렇게 말하면 당신은 혹 다음과 같은 반론을 제기할지 모른다. 세상을 살면서 잘못한 사람을 탓하거나 비난하지 않는다면, 심지어 살인까지 했는데도 죄책감을 가질 필요가 없다고 한다면 어떻게 사람들에게 잘못된 행동을 하지 말도록 가르칠 수 있단 말인가 라고 말이다. 그러나 당신이 잊고 있는 점이 있다. 멍청하고 무지한 그들은 잘못된 행동을 하려고 의도하지 않았으며 정신지체아처럼 잘못된 행위가 진행되고 있는데도 그것이 잘못되었다는 사실을 깨닫지 못한다는 점이다.

물론 우리는 자칫 일을 지지르거나 사고를 낼 수 있는 사람들에 대해 보다 많은 주의를 기울이고 사전에 안전조치를 취해야 한다. 예컨대 자니와 같은 지체아동의 경우에는 성냥, 총, 칼 등 위험한 물건들을 아이들 손이 닿지 않는 곳에 두어야 하고 운전을 처음 배우는 청소년에게는 학교 운동장이나 한적한 도로 또는 옥수수농장 같은 곳에서 보다 많이 연습하도록 해야 할 것이다. 사고가 일어난 뒤에 잘못을 탓하고 욕하는 것은 별로 유익하지 않다. 당사자에게도 큰 상처를 줄 수 있으므로 예방하는데 더 신경을 써야 한다. 그러나 가장 중요한 것은 사고를 낸 사람이 사악하고 나쁜 사람이 아니라 무지로 인해 일어났다는 점을 인정하는 것이다.

셋째로 불안이다. 당신은 지금까지 살아오면서 용서가 안 되는 행동을 한 적이 없는가. 예를 들면 결과가 어떻게 될지를 뻔히 알면서도 고의로 자행한 일 같은 것을 말한다. 만일 한 적이 없다면 다른 사람이 일부러 그런 행동을 한 것을 보고서 어떤 생각이 들었는가.

지능지수가 130 정도 되는 대학생을 예로 들어보자. 똑똑하지만 너무 영리한 게 흠이라서 주위 사람로부터 별로 질이 좋지 않다는 평을 듣는 대학생이다. 그는 학교에서 제적당할 처지에 놓여 있다. 강의시간에 자주 빠지고 과제물을 제출하지 않을뿐더러 여학생들과 어울려 학생 신분에 어긋나는 파티를 자주 벌인 게 문제였다. 물론 그 자신도 본인의 행동이 교칙에 어긋난다는 것을 알고 있다. 그렇다면 당신은 그가 자기 잘못에 대해 죄의식을 느껴야 하는데 그렇지 않은 것은 어리석고 나쁜 사람이며 잘못이라고 생각하는가.

만일 지능이 모자라거나 무지해서 그렇게 행동했다면 당신은 이해할 수 있다고 생각할 것이다. 똑똑한 사람이 일부러 그랬다면 분명히 변명의 여지없이 나쁘다고 생각할 것이다. 무엇보다도 힘들게 학비를 대주는 부모를 실망시킨다는 점에서 그를 비난할 것이다.

과연 당신의 판단은 옳은 것일까. 정말로 그의 어리석은 행동을 이해할 방법이 없을까. 여기서 내가 강조하는 점은 그 대학생이 부모의 돈을 낭비하고 부모를 실망시킨다고 해서 나쁜 사람이거나 가치 없는 사람이라고 봐서는 안 된다는 점이다. 어쩌면 그는 신경증적 인물이고 복수심에 불타고 있거나 두려움을 갖고 있는 인물일 수도 있다. 즉, 자신을 바보처럼 행동하게 만드는 정서적 불안을 가진 사람일 수도 있다. 만약 당신이 그와 똑같이 정서적인 문제를 갖고 있다면 그와 똑같은 방식으로 행동할 가능성이 높다.

나는 장래가 촉망되는 젊은이지만 이 대학생처럼 행동하는 수많은 젊은이들과 대화를 나누었다. 그 결과, 그들은 부모가 기대한 만큼 안 될지도 모른다는 사실에 불안해하거나 어떤 일을 시도힐 때 실패할 가능성에 부닥치는 것을 참지 못해 친구들에게 화내는 경우가 많다는 것을 알았다. 당신도 예외는 아닐 것이다. 만일 당신이 똑똑하고 영리하며 능력이 뛰어나서 장차 뉴욕은행 지점장이 될 게 틀림없다는 기대를 가족들로부터 받고 있다고 치자. 다행히 그 자리에 올랐다고 해도 그때까지 당신이 치룬 심적 부담감은 엄청났을 것이다.

크게 성공할 것으로 믿는 가족에게 나는 평범한 인간이니 기대하지 말라고 말하기란 쉬운 일이 아니다. 설사 평범하다고 해도 가족들에게 능력 부족으로 실패했다고 고백하기란 어렵다. 때문에 처음부터 아예 시도하지 않을 가능성이 높다. 그러면 실패의 원인을 시도하지 않았다는 것으로 돌릴 수 있기 때문이다. 스스로 실패를 선택하는 것이다.

위에서 예를 든 대학생의 경우도 마찬가지일 가능성이 높다. 그는 똑똑하고 능력이 뛰어나지만 어쩌면 부모의 기대에 부응할 자신이 없어서 중도하차할 명분을 찾았는지도 모른다. 학교생활 때문에 제적당한 것이라고 한다면 부모에 대한 죄책감을 덜 갖게 될 것이라고 믿었는지도 모른다. 이것은 일종의 정서적인 문제이다. 부모를 실망시킬지도 모른다는 두려움, 특히 성공할 것으로 믿고 있는 부모의 기대치가 환상이라는 사실이 밝혀질지 모른다는 두려움의 문제이다.

이번에는 똑같이 정서적으로 심각한 문제이지만 두려움과 관계없는 경우를 가정해 보자. 예컨대 부모님은 당신이 훌륭한 의사가 되기를 바라는데 당신은 의사가 되고픈 마음이 전혀 없다.

부모님의 뜻에 좇아 의과대학에 들어갔지만 당신의 생각은 하나도 달라지지 않았다. 이때 당신은 학교 성적이 형편없는 것을 회피 기제로 삼아 부모에게 보복하려고 할지 모른다. 예컨대 전공 과목에 대한 공부를 게을리 하여 학점 미달로 제적당할 처지에 놓이게 만드는 것이다.

여기서 당신이 간과하고 있는 것이 있다. 습관이 생활에 큰 영향을 미친다는 점이다. 당신이 나쁜 습관을 키우다 보면 나중에 부모님이 마음을 바꿔 당신의 뜻을 받아들인다고 해도 그 습관을 극복하기 어렵다. 물론 당신도 그래서는 안 된다는 것을 잘 알고 있지만 신경증적인 당신은 지금까지 해 오던 행동을 쉽게 바꾸지 못한다.

만일 당신이 똑똑하고 능력 있는 학생이 아니라고 하자. 그렇다면 당신은 의사가 되는 것은 가치 없는 일이라면서 자신이 없다는 사실을 회피하려 할 것이다. 위에서 말한 의과대학생처럼 부모님을 화나게 만들려는 목표에 사로잡혀 다른 어떤 것도 중요하게 여기지 않을 수도 있다.

언제 어디서 어떤 경우에도 자신을 비난하지 마라

사람들은 잘못된 행동을 저지르고 죄의식을 느낄 때 자기 자신을 비난한다. 하지만 자기비난은 정신적 건강을 가장 해롭게 만드는 요인의 하나이다. 나는 언제 어디서 어떠한 경우에도 자기비난을 하지 말아야 한다고 강조하는데 이제부터 자신을 비난하면 왜 신경증적이 되며 그 결과가 어떠한지, 그리고 어떻게 대처해야 하는지를 보기로 하자.

먼저 비난으로부터 어떤 일이 발생하는지를 보자. 비난은 두 가지에 대해 공격한다는 의미를 갖고 있다. 하나는 자신의 행동이고 다른 하나는 자기 자신에 대한 공격이다.

예컨대 사무실 카펫에 물을 엎질렀다고 하자. 그것도 뭔가 잘해 보려고 하다가 자주 엎지른다면 동료들은 당신에게 너무 덜렁댄다고 말할 테고 당신 역시 자기 자신을 덜렁이라고 생각할지 모른다.

과연 자신을 덜렁이라고 여기는 게 당연하고 자연스러운 일일까. 아니다. 결코 그렇지가 않다. 왜냐하면 그것은 자신을 공격하는 것이다. 누구든지 주의가 부족하거나 세련되지 못하면 실수하는 법이다. 짓궂어서 그런 행동을 일부러 저지를 수도 있지만 실수를 자주 한다고 해서 변변치 못한 인간이 되는 것은 아니다. 만약 그런 생각을 품었다면 이미 당신은 자기 자신을 비난하고 있는 것이다.

나는 교통사고를 일으켜 횡단보도를 건너던 사람을 죽게 한 남자를 알고 있다. 당연히 그는 자신의 부주의에 대해 자기 자신을 강하게 비난했다. 한순간의 실수로 귀중한 생명을 죽게 만들었으니 자신은 결코 용서받을 수 없고 용서해서도 안 되는 무가치한 인간으로 결론짓고 있었다. 이러한 자기비난은 사고 후 몇 년이 지나도 계속되었고 그는 곧잘 우울을 경험했다. 그가 우울과 자기비난이 꽤나 신경증적인 것임을 알기까지는 무려 10여 년이나 걸렸다. 그 동안 줄곧 우울증에 시달렸음은 말할 나위도 없다.

자기비난은 스스로 자신의 성적표를 매기는 것과 같다. 우리는 학교에 다닐 때 성적을 평가받는다. 예를 들어 지리나 역사 과목에서 A학점, 영어에서 B학점이란 식으로 평가를 받는다. 그러나 그 점수가 곧 A등급 또는 B등급의 인간임을 뜻하는 것은 결코 아니다. 학교 성적과 한 인간으로서의 존재는 당연히 구분된다. 이 두 가지를 분리하여 생각하지 않는다면 어떻게 될까. 당신이 A학점을 받을 때는 꽤나 똑똑하고 괜찮은 사람으로 생각하겠지만 F학점을 받는다면 형편없고 무가치한 사람으로 생각하지 않겠는가. 결코 그렇지 않는데도 현실에서는 이러한 일들이 자주 벌어진다.

예를 들어보자. 성당이나 교회에서는 낙태를 죄악시한다. 그런데도 어쩔 수 없이 낙태를 한 여성이 있다. 만일 그녀가 대단히 열심한 신자라면 낙태수술을 한 자신의 행동이 부도덕한 행동이었다고 생각할 것이다. 자기 자신 또한 부도덕한 인간이라고 여길 것이다.

이렇듯 자기 행동에 의해 자신을 평가하다 보면 가치 있는 사람이 되는 경우는 실수 없이 완벽하게 행동할 때에만 가능하다. 그러나 사람이 어떻게 실수나 잘못을 저지르지 않고 매사를 완벽하게 행동할 수 있는가. 결국 그녀는 완벽하게 행동할 수 없기 때문에 상당 기간 우울 속에서 지낼 수밖에 없다.

상담할 때마다 내담자들로부터 받는 질문의 하나는 나 자신과 나의 행동을 어떻게 구분 짓느냐 하는 것이다. 행동이 곧 나를 나타내는 것인데 이 두 가지를 어떻게 구분할 수 있는지에 대해 의아해 한다. 방법은 있다. 이 책의 세 번째 파트에서 우울을 극복하는 기술과 그 방법에 대해 설명할 것이다. 그러므로 여기서는 당신에게 모든 불행한 결과를 가져다주는 자기비난의 위험성만을 분명하게 이해하기를 바란다.

왜 자신에게 폭력을 가하는가

자신을 비난한다는 것은 무엇을 말하는가. 다시 말해서 당신이 자신을 비난할 때 자기 자신에게 어떻게 대하게 되는지를 생각해 보자.

먼저 당신은 자신을 대단히 가치 없는 종류의 인간으로 여긴다. 다른 사람과 동떨어진 부류의 인간, 아주 형편없는 인간이라 생각한다. 그래서 다른 사람들이 알아차리든 말든 자신을 나쁜 인간으로 만들기 위해 끊임없이 자조적인 언어로 스스로를 괴롭힌다. 보이지 않는 증오와 혐오로 덧칠하고 치장한다. 때로는 줄담배를 피우거나 폭음함으로써 육체적으로 벌을 가한다. 면도를 하다가 일부러 상처를 내기도 한다. 마치 전염병에 걸린 환자를 대하듯 자신을 대하면서 정신적, 육체적으로 자신에게 폭력을 행사하는 것이다.

이렇게 생각해 보자. 당신이 자신에게 가하는 모든 행위, 즉 위에서 말한 정신적, 육체적 폭력행위를 누군가가 당신에게 가한다고 가정하자. 이때 당신은 어떻게 할 것인가. 가만히 있을 것인가. 당연히 그렇지 않을 것이다. '미친 놈'이라고 욕할 것이고 비열하며 못된 인간, 잔인한 인간, 잘 알지도 못하면서 허튼소리를 해댄다고 화를 낼 것이다. 때로는 화를 참지 못해서 주먹을 휘두를지도 모르고 미친 사람처럼 큰 소리로 항의할지도 모른다. 그리고 상대방의 말이 전혀 사실과 다르다는 것을 증명하려고 노력할 것이다. 나 역시 그런 말을 들으면 당신과 똑같이 행동할 것이다.

그렇다면 그와 같은 폭력을 행사하는 사람이 바로 당신 자신이라고 하면 어떻게 할 것인가. 불행히도 당신은 자기 자신에게 전혀 대항하지 않고 있다. 오히려 그것을 즐기고 있다. 왜 그럴까. 아마도 당신은 이리힌 자기학대를 통해 죄책감에서 벗어날 수 있다고 믿고 있을 것이다. 그래서 좋은 느낌마저 갖고 있을지 모른다.

　이 얼마나 모순된 이야기인가. 남한테 받을 때는 분노하고 억울해 하면서 정작 본인 자신에게 하는 것을 즐긴다는 것은 정말 어처구니가 없다. 당신이 고통을 받는 게 즐겁다면 왜 다른 사람이 당신에게 고통을 줄 때는 참지 못하는가.

　당신이 자기 자신에게 가하는 폭력에 대해 보다 분별력 있고 현실적인 사람이 되려면 당신은 분명 벌을 받거나 감옥에 가야 한다. 심지어 자살 모임에라도 가입하고 나병 환자촌에서 일하는 위험을 감수해야 한다. 이상하게 들리겠지만 그런 곳에는 계속해서 자기비난을 일삼는 사람들이 많다. 그들은 자신이 나쁜 사람이기 때문에 그런 폭력을 감수해야 한다는 생각에 스스로를 위험과 파멸, 실패에 빠지도록 방치하고 있다.

　이렇게 본다면 자기비난을 일삼는 대부분의 사람들은 은밀하게 자신을 처벌하고 남몰래 자신의 존재를 저주하며 자신에 대해 잔인할 정도로 불공평하게 대하면서도 그런 사실을 전혀 자각하지 못하는 사람들이다.

남을 비난하는 것도 위험하다

　자기비난이 나쁘고 잘못인 것처럼 다른 사람을 비난하는 것 또한 나쁘고 위험하다. 그것 역시 증오와 분노, 폭력을 가져온다. 앞에서 언급한 내용을 떠올리면 타인을 비난하는 것이 왜 나쁜지를 쉽게 이해할 것이다.

흔히 사람들은 다른 사람이 잘못 행동하면 자연스럽게 그를 나쁜 사람으로 판단한다. 왜냐하면 사람은 자신의 행동대로 그 가치를 평가받아야 한다고 믿기 때문이다. 그래서 착한 행동을 하면 착한 사람으로, 나쁜 행동을 하면 나쁜 사람으로 취급받는 것은 당연하다고 여긴다. 하지만 이것은 크게 잘못된 판단이다. 착한 행동이 착한 일꾼을 만드는 것이 아니며 착한 일꾼이 곧 선한 인간이라고 말할 수 없다. 마찬가지로 나쁜 행동이 나쁜 부모를 만드는 것이 아니며 나쁜 부모가 곧 가치 없는 사람이라고 단정 지을 수 없다. 우리는 사람 그 자체와 그의 행동을 혼동하고 있는 것이다.

행동에 따른 평가를 당연시하면 이 세상의 폭력, 전쟁, 학대, 살인에 대해 다음과 같은 사고가 일반화된다. 즉, 세상에는 나쁜 사람들이 있는데 그들은 비난받아 마땅하며 그 행위에 대해서는 처벌해야 한다는 사고를 유추시킨다. 물론 모든 이의 안전을 위해 범죄행위를 저지른 사람들은 일정 기간 사회로부터 격리시키거나 때로는 사형까지 시킬 수 있다. 그러나 그들에게 형벌을 가하는 것은 그들이 우리들에게 끼친 해로운 결과에 따른 것이지 그 인간 자체에 대한 판단은 아니다.

살인자를 예로 들어보자. 어떤 이유인지는 몰라도 그는 크게 좌절한 상태에서 자신을 무척 화나게 만든 사람을 살해했다. 미성숙하고 충동적인 그는 자신을 화나게 만든 사람이야말로 사악한 인간이며 이 사회에서 없어져야 할 존재라고 비난하면서 살해한 것이다. 이때 우리는 그에게 사형선고를 내린다고 해도 별로 놀라지 않는다. 살인죄를 저질렀으니 당연히 벌을 받아야 한다고 생각하는 것이다.

  세상에…. 과연 이 살인자와 우리 사회가 다른 점이 있을까. 살인자가 죽인 사람을 비난한 것과 똑같은 방식으로 우리는 살인자를 비난하는 것이 아닌가. 살인자가 희생자에게 했던 것과 똑같은 행위를 우리 사회는 하고 있는 것이다. 그렇다면 살인자가 누군가를 죽인 것은 잘못된 일이고 우리가 그 살인자를 죽이는 것은 옳은 일일까.

  너무 극단적인 예를 든 것 같으므로 이번에는 우리가 일상적으로 부닥치는 흔한 사례를 보자.

  사례의 주인공은 결혼생활이 10년째 접어든 어느 평범한 가정주부이다. 어느 날 남편이 당신과 한마디도 상의하지 않고 덜컥 새 차를 사서 몰고 왔다. 그런데 차종이나 색깔이 당신의 마음에 들지 않았다. 어떤 색깔, 어떤 종류의 차를 갖고 싶다고 작정하고 있었던 것은 아니지만 그래도 의논 한번 하지 않고 자기 마음대로 차를 산 남편이 곱게 보일 리 없을 것이다. 당연히 당신을 무시하고 있다는 생각이 들 것이다.

여태까지 결혼생활을 해오면서 빠듯한 살림살이에도 불평 한 마디 없이 나름대로 열심히 내조를 해 온 당신이었다. 갖고 싶은 물건이 있어도, 집안을 꾸미고 싶어도 먼저 남편한테 말해서 동의를 받은 다음에 돈을 썼다. 한 푼도 당신 마음대로 쓴 적이 없었다. 그만큼 남편의 의사를 존중해 왔었는데 남편은 당신한테 상의 한마디 없이 자기 마음대로 차를 샀으니 이 얼마나 화나는 일인가.

당신의 생각 따위는 안중에도 없다는 남편의 태도에 대해 당신은 분명 불공평하다고 여길 것이다. 아니 여태껏 살아온 모든 것이 끔찍이도 불공평하다는 생각이 들 것이다. 내 경험으로 미루어 보면 그 같은 생각은 절대적으로 옳다.

그 동안 무시당하고 살아왔다는 느낌에 기분이 몹시 상한 당신은 그날 남편한테 화풀이를 마구 해 댔다. 지난날 남편한테 섭섭했던 일이나 당신을 괴롭혀 왔던 사건들을 하나하나 들춰내서 잔소리를 퍼부었다. 너무 화나고 북받쳐 오르는 설움을 참을 수가 없어서 물건을 집어던지기까지 했다. 그런 다음 침실로 들어가 문을 걸어 잠그고 이불을 뒤집어 쓴 채 흐느껴 울었다. 이때 당신의 머릿속에서 남편은 아주 철저하게 나쁜 사람으로 각인되고 있을 것이다.

이 같은 일들은 우리 주변에서 아주 흔히 볼 수 있는 사례이다. 아마도 공평성 문제는 거의 모든 가정에서 남편들과 아내들이 한두 번씩 겪었을 것이다. 어느 집에서는 설거지처럼 매일매일 겪기도 한다.

당신은 남편과 아내 가운데 누가 잘못했다고 생각하는가. 모르긴 해도 대부분의 사람들, 아니 99.999퍼센트가 아내의 생각에 동의할 것이다. 아내가 남편을 생각해 온 만큼 아내의 의사를 존중하지 않은 남편의 처사는 분명 사려 깊지 못한 행동이라고 판단할 것이다. 남편은 잘못 행동했으므로 나쁜 사람이라는 아내의 주장에 동의할 것이다.

그러나 나는 이의를 제기한다. 세상의 모든 사람이 아내 편이라고 해도 틀린 것은 틀린 것이다. 그럼 그녀에게는 어떤 잘못이 있는 것인가. 그녀의 남편은 한 인간이고 그녀가 불완전한 것처럼 남편 또한 불완전한 사람이다. 그녀에게 결점이 있는 것처럼 남편도 결점을 갖고 있다. 가장 두드러진 결점이라면 사려 깊지 못하다는 점일 것이다.

만약 그녀가 사려 깊지 못한 남편을 원치 않는다면 무엇으로 만족할 수 있을까. 남편이 강간범이라면 행복할까. 아동학대범이나 횡령, 사기꾼이라면 어떨까. 아니다. 그 어떤 것도 그녀를 만족시키지 못한다. 따라서 그녀는 자신과 똑같이 남편에게도 단점이 있다는 사실을 받아들여야 한다. 남편을 미워할 이유를 찾기보다는 그의 결점을 고치고 약점을 보완할 방법을 찾거나 시도해야 한다. 만일 남편이 바람을 피우고 외박을 자주 하거나 돈을 쓸데없이 써 댄다면 그 잘못된 생각이나 습관을 고칠 방법을 나름대로 찾아서 조용히 시도해 봐야 한다. 이 같은 내외간의 비난은 부부관계를 단절시키고 결혼생활을 파탄으로 이끈다. 죄책감을 불러일으키고 우울하게 만들며 저혈압과 위궤양을 가져와 건강에 나쁜 영향을 미친다.

분노에는 정당한 분노, 정당하지 못한 분노가 있는 게 아니다. 어떤 형태의 분노이든, 그리고 상대가 누구이든 분노를 터뜨리면 반드시 그 대가를 치른다. 의사들은 심장이 약한 사람들은 어떤 이유에서건 화를 내지 않도록 조심해야 한다고 말한다. 그만큼 건강에 나쁘다는 이야기이다.

지금 이 순간에도 많은 사람들이 이런저런 일 때문에 화내고 있다. 화를 낼 때마다 그에 상응하는 대가를 치른다는 것을 알지 못하기 때문일까. 분노는 다른 누군가의 실수에 대해 당신이 지불해야 하는 값이라는 말이 있다. 당신은 어떻게 생각하는가.

오만한 사람이 되고 싶은가

당신이 자신에 대해 심한 죄책감을 가졌을 때 스스로 얼마나 비참하게 느껴졌는지를 떠올려 보라. 열등감에 얼마나 시달렸는지, 타인에게 어떤 모습으로 비칠 것인가에 얼마나 예민했는지, 그리고 자기 자신을 얼마나 가치 없는 인간이라고 생각했는지를 기억해 보라. 우울한 사람들은 대개 자신이 비참하다고 생각하고 자신감이 결여되어 있으며 본인에 대해 부정적으로 말한다. 자기혐오가 강하다. 그러면서 근본적으로는 자부심이 터무니없이 강한 편에 속한다. 왜 그럴까.

우울증으로 상담했던 한 십대 소녀를 예로 들어보자. 소녀는 한 남학생과 충동적인 성관계를 가져 임신을 했는데 임신한 사실을 알고 나서는 매일같이 죽고 싶다는 말만 되풀이했다. 남 보기에 창피하고 본인 또한 더러운 여자라고 생각하는 것이다. 내가 보기에 소녀는 무척 자만심에 차 있는 듯 했다.

나는 소녀에게 내가 지금까지 만난 사람 못지않게 자만심이 강한 것 같다고 말했다. 그러자 소녀는 깜짝 놀라 되물었다.

"제가요? 자만하다고요?"

"그래요. 자기는 아주 착한 사람이기 때문에 어떤 방식으로든 실수를 해서는 안 되는 사람으로 생각하고 있어요. 그만큼 자만심이 강한 거죠."

"하지만 저는 일을 저질렀어요. 어떻게 저 같은 학생이 임신할 수 있겠어요? 누가 봐도 잘못된 일이잖아요. 제가 잘못한 것이에요."

"물론 학생 신분에 섹스를 하고 임신까지 한 것은 잘한 일이 아니에요. 하지만 이렇게 생각해 봐요. 만일 가까운 친구가 학생과 똑같이 해서 임신했다는 사실을 알았다면 어떻게 하겠어요. 그 친구를 비난할 건가요? 말도 하지 않을 건가요? 사람들이 그 친구를 욕하고 멀리한다고 해서 학생까지 욕하고 만나지 않을 건가요? 나는 그렇게까지 하지 않을 것이라고 믿어요. 보통 사람들은 친구가 힘든 일을 당했을 때 위로하면서 도와주려고 해요. 친구로서 당연히 사랑을 표현하는 거죠. 그래야만 진정한 친구가 아닐까요?"

"그래요. 저라면 분명히 그럴 거예요. 하지만 지금은 상황이 다르잖아요? 친구의 문제가 아니라 바로 저의 문제이에요."

"물론 다르겠죠. 학생은 자신을 신처럼 여기는 사람이니까요. 잘못하거나 실수를 저질러서도 안 되고 충동적이거나 낭만적이어도 안 되겠죠. 망가져서는 더욱 안 될 것이라 생각하겠죠. 학생 신분에 임신까지 하는 것은 친구들처럼 평범한 사람들이나 저지르는 일이라고 생각할 테니까요. 확실히 학생은 보통 사람들과 다르다고 생각하는 것 같아요."

소녀는 나와 대화를 나누면서 점차 눈빛이 달라졌다. 내가 말하고자 하는 의미를 이해하기 시작한 것이다. 몇 차례 대화가 오고간 뒤 소녀는 자신의 부주의한 행동을 용서할 수 없을 때 자신이 얼마나 과장되고 자만심에 사로잡혀 있었던가를 깨달았다. 그러자 친구가 일을 저질렀을 때 이해하고 도와주려 했듯이 자기 자신에게도 이해하고 용서할 수 있었다.

이 소녀는 자기비난을 서슴지 않는 사람들이 보여주는 특징을 그대로 갖고 있다. 자기를 비난하는 사람은 본인이 평범한 인간으로 실수나 잘못을 저지를 수도 있다는 점을 용인하지 못한다. 아무리 노력해도 부족한 자신을 완전히 변화시킬 수 없다는 것도 불쾌하게 여긴다. 그들은 신경증적으로 자신의 행동이 다른 사람보다 훨씬 모범적이어야 한다고 믿는다. 혹 잘못 행동하거나 실수했다면 응분의 벌을 받아야 하며 최악의 대접도 감수해야 한다고 생각한다.

여기서 우리는 인간의 존재에 대한 의미를 다시 한번 되새겨 볼 필요가 있다. 예컨대 당신이 신이라 가정하고 수많은 인간을 창조하여 이 지구에 살게 하기로 마음먹었다고 하자. 그럼 어떤 종류의 인간들을 창조할 것인가.

두 가지가 있을 것이다. 하나는 지혜롭고 지능이 높으며 놀라울 정도로 이해력이 빠르고 결코 나이를 먹지 않는 완전하고 완벽한 인간들을 만드는 것이다. 아기나 어린이는 정신적, 육체적으로 발육 상태가 완전치 못하므로 만들지 않을 것이고 노인 또한 노쇠하여 정신적, 육체적으로 결함이 많을 것이므로 창조 대상에서 제외시킬 것이다. 결국 20대의 젊은이다운 육체와 40대 중년의 이성을 갖고 있는 사람들을 창조할 수밖에 없다. 그래야만 그들은 영원히 완벽할 것이다. 혹 특정 기간까지만 살도록 할 경우 죽을 때까지 완벽할 것이다. 이들은 완전무결한 인간으로 창조되었기 때문에 실수하거나 잘못된 행동을 저지르는 일은 결코 하지 않을 것이다.

다른 하나는 불완전한 인간을 만드는 것이다. 이때 당신의 기대치는 완벽한 피조물을 만들었을 때와 크게 다를 것이다. 우선 태어날 때부터 불완전한 상태이므로 그들은 자기 존재에 대한 지각을 어느 정도 갖게 되는 16~17세까지 학습해야 한다는 점을 고려할 것이다. 점점 나이를 먹음에 따라 동작이 굼뜨고 지적으로 둔해지며 때로는 진부하게 변할 수 있다는 점도 염두에 두었을 것이다.

정신적, 육체적으로 가장 성숙한 나이라고 해도 살아가면서 행하는 일들이 때로는 우둔하고 어리석다는 점도 예측했을 것이다. 예컨대 살인하거나 자살, 도둑질 등 온갖 종류의 사악하고 잔학한 범죄행위를 저지를 수도 있고 어린아이들을 죽음에 이를 정도로 때리는 어머니, 젊은이들을 죽게 만드는 전쟁을 고집하는 아버지가 있을 수 있다는 것도 예상했을 것이다. 또한 이들이 너무나 쉽게 사랑할뿐더러 너무나 쉽게 미워할 수 있다는 것, 마천루 같은 고층빌딩을 세우고 수많은 질병을 치료하고 우주를 탐험하는 등 괄목할 만한 성취를 이루어 낼 수 있다는 것, 환경오염으로 자신들이 이룩한 문명의 위대한 유산들을 파괴하고 핵폭탄으로 전 세계를 파멸로 몰고 갈 개연성도 있다는 점 또한 잊지 않을 것이다.

당신은 위의 둘 중에서 어느 길을 택하고 싶은가. 그러나 당신의 뜻과 관계없이 우리가 살고 있는 세상은 당연히 후자이다. 후자에서 언급한 모든 현상은 지구에서 현재 살고 있는 우리들에게 너무도 일상적으로 일어나고 있다.

거듭 말하지만 인간은 그저 인간일 뿐이며 그것도 불완전한 인간이다. 그래서 사람들이 각자 자신의 약점을 극복하고 지적 능력을 개발하기 위해 서로 돕고 있는 동안에도 한쪽에서는 나쁜 상황들이 발생하고 있는 것이다.

현실이 이런데도 폭력행위가 일어나지 않는 세상이어야 하고 어린이들은 죽어서는 안 되며 불행한 사고는 일어나지 말아야 한다고 주장하는 사람들이 많다. 이 얼마나 어리석은 주장인가. 우리가 사는 세상이 그들의 말처럼 되었으면 얼마나 좋겠는가. 나 역시 그러하기를 진정으로 원한다. 하지만 그것은 단순한 바람에 불과하다. 현실적으로 인간은 태어날 때부터 불완전한 상태로 태어난다는 점을 잊어서는 안 된다.

오히려 다음과 같이 말하는 것이 현명하다. 우리 사회에서 폭력이 사라졌으면 얼마나 좋을까, 우리가 사랑하는 사람이 억울하게 죽지 않는다면, 그리고 사고를 당하지 않고 살아간다면 얼마나 좋을까 라고 말이다. 이 같은 말들은 소망이나 바람을 드러낸 것이지 요구나 당위성을 표현하는 말은 아니다. 바람과 당위성 또는 요구는 전혀 차원이 다르다. 소망은 이루어지지 않을 때 그저 아쉽다는 뒷맛을 남기지만 당위성이나 요구는 받아들여지지 않을 때 심적 타격을 받는다.

이제 당신은 앞에서 예를 든 가정주부와 십대 소녀에게 내가 해준 말의 의미를 깨달았을 것이다. 가정주부는 남편에게 화를 냄으로써 분노를 일으키기보다는 남편도 자기처럼 불완전한 사람이라는 사실을 수용해야 한다. 십대 소녀는 무모하고 과장된 방식으로 완벽한 행동을 하도록 자신에게 요구하는 것을 멈춰야 한다. 불가피한 상황에서 행한 자신의 행동을 받아들이고 자신을 사랑해야 한다.

자만심을 버려라. 하느님은 위에서 언급한 첫 번째 계획이 아니라 두 번째 계획에 따라 인간을 창조했음을 잊지 마라.

자기를 비난하면 겁쟁이 된다

죄의식은 사람들로 하여금 특정한 행위를 하지 못하도록 방지하는데 가장 확실하고도 성공적인 방법이다. 예컨대 사람을 죽이면 감옥에 가고 징역, 사형 등 법에 따라 정해진 처벌을 받는다. 또한 고의든 실수든 사람을 죽였다는 잘못에 대해 양심의 가책을 심하게 받는다. 제도적 형벌도 두렵지만 무엇보다 양심이 자신을 너무 괴롭게 만들기에 우리 사회에서 살인 범죄가 다른 범죄에 비해 많지 않은 것이다. 우리들은 법을 준수하지 않으면 양심이 자신을 너무 괴롭게 만들므로 법에 따라 사는 방식을 택하고 있는 것이다.

이처럼 죄의식은 잘못을 저지르거나 나쁜 행동을 하지 않도록 만드는 긍정적인 역할을 한다. 그렇다고 해서 좋은 면만 있는 것은 아니다. 때로는 진정한 용기와 분별력을 가지고 행동하는 것을 방해하기도 한다. 셰익스피어가 '양심은 우리 모두를 겁쟁이로 만든다'고 말한 것은 바로 이러한 측면을 염두에 둔 표현이 아니었을까 싶다.

나는 죄의식이 우리를 무척 심약한 인간으로 만들고 있다는 점에 주목한다. 때문에 당신은 가까운 사람들로부터 불이익을 받을 수밖에 없다. 어쩌면 당신은 이 점을 분명히 느끼고 있고 그런 가운데 살아가고 있는데도 죄의식 때문에 전혀 관심을 두지 않고 있을지 모른다.

예를 들어보자. 결혼한 지 10년 된 빌의 사례는 죄의식을 갖는 사람에게 어떤 일이 일어나는지를 잘 보여준다. 그는 결혼할 당시 아내가 아닌 다른 여자와 깊은 관계를 맺고 있었다. 아내는 전혀 모르고 있었다. 결혼생활을 하면서 그 여자와의 관계는 정리했지만 결혼 당시 아내 몰래 바람을 피웠고 그것을 숨겼다는 것이 그를 괴롭게 만들었다. 아내에게 모든 것을 털어놓으려 했으나 아내가 어떻게 나올지 두려워 그냥 입을 다물고 있었다. 그러면서 늘 아내한테 미안하고 죄스럽기까지 했다.

언제부터인가 그는 아내에게 할 말도 제대로 못하는 자신을 발견하고는 적잖이 놀랐다. 아내가 잘못했어도 제대로 이의를 제기하지 못할뿐더러 바로 그 점을 아내가 이용하고 있다는 사실을 알아차렸다. 은근히 화가 났다. 하지만 과거의 잘못 때문에 겁쟁이가 되어 아내에게 아무런 말도 못하는 자신이 더욱 미웠다. 아내는 아내대로 남편이 전혀 용기가 없고 그녀가 어떻게 행동하든 내버려둘 정도로 자기한테 무관심한 게 서운했다. 아니 밉기까지 했다.

나는 빌과 상담하는 첫날에 그가 안고 있는 문제가 무엇인지를 알아차렸다. 그리고 그가 자신의 약점과 두려움을 어떻게 정당화하고 있는지를 보았다. 그는 지난 10년간 자신이 겁쟁이처럼 행동해 왔다는 사실에 대해서는 잘 이해하고 있었다. 그러나 내가 '과거 문제 때문에 죄의식을 느낄 필요는 하나도 없지만 그래도 아내에게 빨리 고백하는 것이 필요하다'는 말에는 잘 이해가 안 된다는 듯 고개를 갸우뚱거렸다. 아내에게 고백해야만 그의 죄의식을 아내가 이용하지 않을 것이라고 설명해 줘도 마찬가지였다.

그는 상담하는 도중에 그의 단점을 전혀 언급하지 않은 몇몇 여성한테 무척 호감을 갖게 되었다는 이야기를 했다. 그 말은 곧 결혼 당시의 잘못으로 죄의식을 갖게 된 이후에도 여전히 자존감을 갖고 있음을 확인해 주는 말이었다.

나는 문제의 핵심이 무엇인가를 재차 설명했다. 그가 나쁘고 사악한 인간이어서가 아니라 바로 그의 낮은 자존감과 심리적인 문제 때문에 오늘과 같은 상황이 벌어진 것이라고 했다. 자신을 수용하고 자기비난을 멈추는 방법을 배운다면 아내가 그토록 무자비하게 군림하지 않을 것이라고 했다. 내가 보기에 그는 자신이 경솔하게 행동하거나 잘못할 수도 있다는 점을 인정하지 않고 있는데 바로 그 점이 겁쟁이로 만들고 그 대가를 치르는 상황으로 발전한 것이다.

마침내 빌은 자신도 멍청이처럼 실수할 권리를 가졌음을 깨닫고는 아내에게 과거를 고백했다. 물론 아내는 처음에는 충격을 받았으나 어느 정도 짐작을 한 탓인지 오래 가지 않았다. 그리고 두 사람은 새 출발을 했다. 훗날 빌은 내게 찾아와 다음과 같이 말했다.

"지난 몇 년간의 잘못들을 깨닫게 되자 나는 모든 것을 새롭게 시작할 수 있었습니다. 지난날 나는 나 자신이 자랑스럽지 않다는 한가지 이유만으로 아내에게 할 말도 제대로 하지 못한 채 살았습니다. 아내가 잘못해도 말 한마디 하지 못했고 아내가 화내거나 부당한 요구를 해도 그냥 들어줄 수밖에 없었습니다. 이제 생각해 보니 이 모든 것은 제가 만든 셈입니다. 제가 자초한 결과이죠. 좀더 일찍 알았다면 좋았을 텐데 하는 아쉬움이 많아요. 하지만 이제라도 알게 되어 다행이고 그 모든 상황을 끝낼 수 있어서 무척 기쁩니다. 사실 나 자신이 '인간 쓰레기'라고 생각했을 때에는 아내의 주장을 당연한 것으로 받아들여야 했습니다. 만일 그녀가 이기적으로 나를 대했던 것처럼 내가 그녀를 대했다면 나는 나 자신을 굉장히 비난했을 겁니다. 아내 역시 나를 이용했지만 좋은 시간은 아니었을 겁니다. 앞으로 다시는 남에게 이용당하는 사람이 되지 않겠습니다. 살다 보면 또다시 실수할지 모르지만 그렇더라도 자기비난만은 결코 하지 않을 것입니다."

한마디로 그는 자신감을 회복한 것이다. 더불어 아내의 신뢰도 회복했다. 아내의 말을 들어보자.

"물론 나는 지금의 빌이 훨씬 좋습니다. 결혼할 당시에는 약하고 상처 입은 아이의 모습이었는데 지금은 남자다운 강한 모습을 갖고 있거든요."

그녀는 빌이 나와 상담을 시작한지 일주일 만에 내면의 변화가 있었다면서 고맙다는 인사를 잊지 않았다.

이번에는 죄의식 때문에 대단히 흥미로운 사건이 일어난 사례를 보자. 열 살 난 소녀가 있었다. 소녀는 우울할뿐더러 어머니와 본인 자신을 죽이라는 환청을 듣는 등 매우 심각한 상태였다. 알고 보니 평소 어머니와의 관계가 좋지 않았다. 그것도 꽤나 오랫동안 계속되어 무척 악화된 상태였다.

발단은 소녀의 좋지 못한 생활습관 때문이었다. 처음에는 딸의 나쁜 버릇을 고쳐 주려고 시작한 어머니의 잔소리가 이젠 모녀간의 싸움으로까지 번진 것이다. 어머니가 야단치면 소녀는 소리를 지르고 물건을 내던지는 등 반항했다. 그래도 어머니는 잔소리를 계속했고 소녀는 소녀대로 지지 않으려고 하다 보니 집안이 조용할 날이 없었다. 결국 소녀는 어머니에 대한 증오심이 너무 강해서 어머니의 잔소리를 잊어버리고 싶을 정도가 되었고 환청까지 듣게 되었다.

처음에는 혼자 있을 때 환청 현상이 일어나서 어느 정도 무시할 수 있었다. 그러나 점점 심해지더니 이젠 누군가와 대화할 때조차 환청 현상이 일어났다. 누군가와 말을 주고받을 때 환청이 일어나면 참으로 곤혹스러웠다. 두 사람과 동시에 대화할 수 없는 노릇이고 게다가 환청은 눈에 보이지도 않는다. 때문에 허공에 대고 말해야 한다. 이 얼마나 황당한 일인가. 만일 당신이 소녀와 한참 말하고 있는데 돌연 소녀가 "잠시만요?" 하면서 공중에 대고 말한다면 어떤 생각이 들겠는가. 분명 당신은 놀라서 왜 그러냐고 물을 것이다. 만일 당신이 소녀라면 환청 현상 때문이라고 설명하겠는가. 그랬다가는 더욱 미친 사람으로 취급당할 것은 뻔한 노릇이다.

나는 소녀의 환청 증세를 집단치료 시간에 처음으로 확인했다. 나 역시 무척 당황했다. 더욱 놀라운 것은 그 환청의 목소리가 소녀의 어머니와 소녀 자신을 죽이라는 명령이라는 점이었다. 그야말로 섬뜩한 환청이었다.

나는 집단치료 시간에 참가하고 있던 내담자들에게 소녀가 환청을 멈추게 하려면 무엇을 해야 하는지를 의논해 보라고 했다. 갖가지 의견이 나왔다. 어떤 이는 환청이 나타나는 장면을 떠나기 위한 구실을 찾으라고 했고, 어떤 이는 살인하라고 말하는 환청의 주인공에게 오히려 큰 소리로 말하라고 했다. 환청 현상이든 살인 명령이든 모든 것이 바보 같은 짓이라고 생각하여 그저 웃어넘기라는 사람, 환청이 일어날 때마다 아무런 대꾸도 하지 말라는 사람도 있었다.

내가 보기에 하나 같이 현실성 없는 방법이었다. 나는 참가자들에게 이들 해결책이 왜 바람직하지 않은지에 대한 이유와 그것이 가져올 결과를 설명해 주었다. 그리고 소녀가 어머니를 죽이고 싶어 하는 것에 대해 죄의식을 느끼지 않도록 만드는 게 중요하다고 말했다.

일반적으로 무슨 일이 일어나지 않을까 걱정하면 할수록 그 일이 일어날 가능성이 높은 법이다. 소녀의 경우에는 어리기에 환청 현상이 일어날 때마다 놀라고 민감하게 반응했다. 또다시 환청이 들리지 않을까 걱정했을 것이고 그러다 보니 자연히 환청 현상은 자주 일어났다. 물론 환청에서 어머니를 죽이라고 하고 소녀 자신도 어머니가 아주 밉지만 그렇다고 해서 실제로 어머니를 죽이지는 않았다. 말하자면 환청은 소녀의 통제력 내에 있었던 것이다. 따라서 소녀가 좀더 냉정하게 대처한다면 얼마든지 환청을 무시할 수 있을 것이다.

  나는 소녀에게 어머니의 잔소리에 화내는 것은 지극히 정상적인 현상이라고 말했다. 하지만 화가 나고 어머니가 밉다고 해도 자신의 감정대로 행동하지 않았다는 점이 더 중요하다고 했다. 어머니 또한 소녀와 똑같이 화나고 실수할 수도 있는 사람이라는 점도 깨닫게 했다. 딸을 바르게 키우려는 좋은 의도였으나 오히려 좌절시킨 어머니를 이해해야만 한다고 했다. 그러면서 환청 현상이 나타나더라도 자신을 억압하지 않고 죄의식을 갖지 않으면서 가능한 한 냉정하게 반응하려고 애쓰다 보면 시간이 지나면서 환청은 점점 힘을 잃어 갈 것이며 결국에는 사라지게 될 것이라고 했다.

  한 달쯤 지나자 환청 현상은 거의 일어나지 않았다. 가끔 나타나더라도 소녀는 자신의 화난 감정을 분석하고 그에 대해 자신에게 이야기할 수 있었다. 어느 날 함께 상담을 받던 집단치료 참가자 중 한 사람으로부터 자신도 어머니를 미워한다는 말을 듣고 난 뒤에는 자신의 감정에 대한 공포감도 없앨 수 있었다. 본인 스스로 끔찍한 사람이라는 생각을 떨쳐 버릴 수 있었던 것이다. 그러자 소녀는 어머니를 정상적으로 대할 수 있게 되었고 어머니 역시 더 이상 옛날과 같은 방식으로 딸을 대하지 않을 수 있었다.

  죄의식이 사람들을 겁쟁이로 만드는 또 하나의 사례를 보자.

이번에는 알코올 중독으로 치료를 받고 있는 존이라는 30대 남자이다. 그가 알코올 중독자가 된 것은 술을 좋아하는 아버지 때문이었다. 같이 술을 마시자는 아버지의 청을 거절하지 못해 번번이 취할 정도로 마시다 보니 알코올 중독 증세까지 나타난 것이다.

그는 알코올 중독자 치료를 받으면서 술을 마시지 않으려고 애썼다. 하지만 아버지의 청을 거절하기 힘들어 번번이 치료가 무산되었고 그 바람에 우울 증세까지 겹쳤다. 그래도 한번은 마음을 단단히 먹고 아버지의 청을 거절했다. 그러자 아버지는 무척 섭섭해 하면서 마구 푸념을 늘어놓는 것이었다. 그 동안 온갖 힘든 일을 참으면서 자식 뒷바라지하느라고 애썼는데 그런 아버지의 마음을 몰라준다면서 자식이 부모에게 응당 해야 할 일조차 저버린다고 야단치는 것이었다. 자식한테 대접받지 못할 바에야 차라리 죽는 게 낫다고까지 했다.

존은 마음이 아팠다. 알코올 중독이 심해지더라도 아버지의 마음이 아프지 않도록 애썼어야 했는데 그렇지 못한데 따른 자책감, 그리고 죄의식마저 들었다. 상담할 때마다 우울 증세가 더 심해진다고 털어놓았다.

내가 보기에 그의 부친은 정서적으로 어린아이만도 못한 사람이있다. 자식을 알코올 중독자로 만들어 놓고도 계속해서 술을 마시자고 요구한다면 정신이상자이거나 멍청한 바보가 아닌가. 어쩌면 자식이 만족스럽지 못하다고 생각될 때 서슴없이 죽일 수도 있는 인물처럼 느껴졌다.

나는 존에게 부친의 문제에 대해 올바로 파악하는 것이 가장 중요하다고 했다. 그 문제를 제대로 깨달아야만 부친의 요구를 죄책감 없이 쉽게 거부할 수 있을 것이라고 지적하면서 이해하기 쉽게 예를 들어 설명했다.

"만약 아버지가 당신의 집에 불을 지르고 싶다고 말하면서 재미있을 것 같지 않냐고 한다면 당신은 아버지에게 그렇게 하시라고 이야기할 수 있을까요?"

"물론 아니지요."

"그럼 당신 집의 거실을 화장실로 사용하고 싶다면 허용할 수 있나요?"

"물론 그럴 수 없지요."

"나 역시 아버지로부터 똑같은 요구를 받았어도 거절했을 겁니다. 그럼 당신 말처럼 거절했다고 합시다. 그러자 아버지가 당신에게 배은망덕한 자식이라고 야단치고 투덜댄다고 가정합시다. 자식으로서 부모를 기쁘게 해 줄 의무가 있고 키워 준 은혜도 모르는 몹쓸 자식이라고 섭섭해 한다고 합시다. 그럼 당신에게 술을 함께 마시자는 청은 거절하지 못하면서 왜 불을 지르거나 거실을 화장실로 쓰자는 요구는 거절할 수 있나요?"

"무슨 말씀을 하려는 것인지 알겠습니다. 하지만 그것은 경우가 다르지 않습니까?"

"다르다고요? 나이는 먹었지만 정신적으로 어린아이 같은 아버지가 지금까지 당신에게 했던 것과 내가 지금 예를 든 것이 뭐가 다릅니까? 내가 보기에는 똑같은데요. 다르다니, 잘 이해가 안 되네요. 생각해 보세요. 아버지는 당신을 알코올 중독자로 만들었고 그 바람에 당신의 생활은 엉망진창이 되었어요. 어쩌면 당신의 어린 자녀들마저 위험한 상황에 빠질지 몰라요. 그동안 아버지가 한 것을 보면 당신을 개인 소유물인 것처럼 생각하는 것 같은데 손자들이라고 예외이겠어요? 물론 나는 당신의 생각을 완전히 바꿔 놓을 수는 없어요. 선택은 당신의 몫이에요. 하지만 한가지만은 확실하게 말할 수 있어요. 당신이 아버지의 요구를 한번이라도 거절할 수만 있다면 상황은 달라질 겁니다. 그런 다음부터는 아버지가 아주 어려운 것을 요구해도 거절할 수 있을 겁니다."

한참을 골똘히 생각하던 그는 마침내 내 말에 따르기로 했다. 문제가 무엇인지를 이해한 것이다. 더이상 아버지가 자신의 죄책감을 이용하지 않게끔 단호한 자세를 취하겠다고 했다. 그의 부친은 아들이 자신의 청을 거절하자 당연히 큰 충격을 받았다. 그러나 오래 가지는 않았다.

존은 아버지의 이런 거부 반응까지 수용하면서 자신의 죄책감을 극복해 냈다. 만약 그가 죄책감을 극복할 수 없었다면 부친의 요구를 끝내 거절하지 못해 정신적, 육체적으로 폐인이 되고 말았을 것이다.

지나친 죄책감을 느끼지 마라

우리는 잘못된 행동을 했을 때 죄책감을 갖는 것을 당연하게 여긴다. 죄책감 때문에 잘못을 또다시 저지르지 않을 것으로 보기 때문이다.

과연 그럴까. 만일 이것이 맞는다면 당신은 가능한 한 모든 잘못을 저질러 봐야 할 것이다. 왜냐하면 잘못을 많이 할수록 실수를 덜 할 것이라는 공식이 성립하기 때문이다. 하지만 현실은 그렇지 않다. 잘못된 행동이 되풀이 될 때마다 오히려 더 많은 잘못을 범한다는 것을 우리는 경험으로 알고 있다. 그렇다면 우리의 삶에서 죄의식이 어떤 역할을 하는가를 한번쯤 깊이 생각해볼 필요가 있지 않을까.

어떠한 경우에도 자신을 비난하지 않아야 한다. 그 대신 자신의 실수나 잘못, 죄를 분석할 필요가 있다. 그리고 되풀이하지 않도록 노력해야 한다. 자신이 지은 죄나 잘못에 대해 자기를 비난하는 것은 보다 나은 행동을 하도록 만드는 것이 아니라 오히려 나쁜 결과만을 가져온다. 그렇다면 당신이 피눈물을 흘리지 않고 자신의 실수나 잘못을 기억 속에 새겨 넣을 수 있는 방법이 무엇일까.

결혼하고 나서 혼외정사로 괴로워했던 루시라는 여성을 예로 들어보자. 그녀는 결혼하자마자 남편이 외국에 파견되어 근무하는 바람에 혼자 지내야만 했다. 처음에는 그런 대로 견딜 만했는데 시간이 지남에 따라 외로움이 심해졌다. 어느 날 우연히 한 남자를 알게 되었고 충동적으로 섹스를 했다. 다음날 그녀는 왠지 남편한테 미안하다는 느낌이 들었으나 그 남자로부터 만나자는 연락을 받고는 다시 만났다.

두 사람의 관계는 무려 반년이나 지속되었다. 그녀는 남편보다 그 남자를 사랑하고 있는 것이 아닐까 하는 생각마저 들었다. 한편 남편한테 미안하다는 생각도 떨쳐 낼 수가 없었다. 유부녀로서 남편이 아닌 다른 남자를 사랑하고 섹스를 한다는 것은 분명 잘못이어서 괴로웠던 것이다.

그녀는 '이건 불륜이야, 도덕적으로 용서받을 수 없어' 하는 생각에 그만두어야겠다고 수없이 결심했다. 그런데도 남자로부터 다시 연락이 오면 기다렸다는 듯이 만나러 달려가는 그녀였다. 정말 자신이 미웠지만 어쩔 수가 없었다. 이미 그녀는 그 남자의 포로였고 중독이 된 상태였다. 사랑에 너무나 깊이 빠져들어 관계를 끊겠다는 생각을 할 수가 없었고 자기비난마저 감수했던 것이다.

반년 후 그 남자가 직장 관계로 마을을 떠나자 두 사람의 관계는 끝나고 말았다. 이제 그녀의 바람기도 끝난 것일까. 놀랍게도 그녀는 새로운 남자 품에 안긴 자신을 발견하고는 소스라치게 놀랐다. 그러자 예전보다 더 자신이 미웠고 슬펐다. 정말 나는 화냥기 있는 여자일까. 세상의 그 누구도 자기를 동정하지 않을 것이라는 생각이 들었다. 모든 사람들이 '매춘부 같은 여자'라고 손가락질할 테고 본인이 생각하기에도 자신은 '멋진 남자라면 사족을 못 쓰는 매춘부'나 다름없었다. 세상의 모든 이로부터 버림받은 것 같았다.

어느 날 파티에 참석했다가 한 남자를 만났는데 그 남자가 집으로 돌아가는 그녀를 뒤쫓아 왔다. 당연히 루시는 그 남자를 거부했어야 했다. 하지만 놀랍게도 그녀는 차안에서 그 남자와 섹스를 했다. 길거리의 창녀나 다름없는 행동을 한 것이다. 그날 저녁 그녀는 내게 전화를 걸어서는 자살하고 싶다면서 도와달라고 울부짖었다.

나는 먼저 그녀로 하여금 자기 자신이 지금 어떤 행동을 하고 있는지를 깨닫도록 했다. 다만 자기를 비난하는 것만은 피하도록 충고했다. 내가 보기에 단지 어리석고 불성실한 생활을 한 것인데 자기비난을 하다 보니 완전히 나쁜 여자라는 생각을 갖게 된 것이라고 했다.

어떤 것이 어리석고 불성실한 생활일까. 우선 결혼한 여자가 남편이 아닌 다른 남자, 그것도 여러 남자와 깊은 관계를 맺는 등 옳지 않은 행동을 계속했다는 것, 자칫 잘못하면 병을 옮기거나 임신까지 할 가능성이 있다는 것, 그리고 남편에게는 끔찍한 문제가 된다는 것을 지적했다.

그러나 보다 중요한 문제는 그 잘못에 대한 자기처벌의 수단으로 죄책감을 선택한 것이라고 설명했다. 지금처럼 상황이 악화된 것도 바로 그것 때문이라고 했다. 즉, 외로움에 못 견뎌서 남편이 아닌 다른 남자와 처음 깊은 관계를 맺었을 때 죄의식을 느껴서 고통스러워했는데 바로 그 고통 때문에 이 남자, 저 남자와 마구 섹스를 하는 등 부적절한 행동을 계속하게 된 것이라고 설명해 주었다.

상담이 몇 차례 진행되면서 그녀는 내 말을 이해하기 시작했는지 행동이 눈에 띄게 달라졌다. 죄의식을 첫 단추로 끼우고 자기 자신을 비난하는 바람에 상황을 더욱 나쁘게 만들었다는 점을 깨닫게 되자 비로소 지금까지 해 온 행동을 깨끗이 그만둘 수 있었던 것이다.

어쩌다가 자신에게 조금 비난을 가하는 것은 큰 상처가 되지 않는다. 그러나 지속적으로 심하게 퍼붓는 자기비난은 조심할 필요가 있다. 누구든지 자신이 가치 없는 사람이라고 생각되면 가치 있는 어떤 일도 일어나지 않는다. 당신의 삶에서 최대의 적은 바로 당신 자신임을 잊지 마라.

학교에서 시험을 볼 때 부정행위를 저지른 학생이 있다고 하

자. 그 바람에 학교까지 불려 갔던 어머니로부터 "넌 절대로 쓸모 있는 사람이 못될 거야"라는 꾸중을 들었다면 어떤 결과를 가져올까. 소년은 어머니에게 고통을 안겨 준 데 대해 죄책감을 느끼고 있었는데 그런 말까지 듣게 되자 자신에 대한 어머니의 사랑을 의심할 것이다. 그리고 어머니가 싫어하는 일들만 골라서 할지 모른다. 결국 어머니의 질책 한마디가 소년에게는 엄마의 사랑을 받을 만한 가치가 없는 사람으로 느끼게끔 만든 셈이다. 당신은 누가 잘못했다고 보는가.

자기수용은 지나친 죄의식에서 비롯된 질병들을 치료하는 방법이다. 우울도 그 중의 하나이다. 누구든지 자신의 단점과 잘못된 습관을 수용할 줄 아는 마음 자세를 갖는 것이 중요하다. 그리고 다른 사람을 용서하되 자기 자신 또한 용서할 줄 알아야 한다. 이것이야말로 자기비난 때문에 힘들어하는 당신이 배워야 할 중요한 지침이다.

신앙인은 결코 자신을 미워하지 않는다

나는 지금까지 당신에게 언제 어디서 어떤 이유에서도 자신을 비난하지 말라고 강조해 왔다. 이 책을 읽은 이들 가운데 혹 이러한 나의 권고가 오히려 죄를 종용하는 것이 아닌가 하고 의아하게 생각하는 분들도 있을 것이다. 그들은 잘못을 저질렀는데도 죄책감을 가질 필요가 없다면 부도덕한 행위나 폭력행위를 옹호하고 격려하는 것이나 다름없다고 생각할지 모른다. 그러나 실제로는 전혀 그렇지 않다.

종교와 자기비난의 문제를 예를 들어보자. 나는 다음과 같이 생각한다. 첫째로 자신을 종교적이라고 믿는 사람들은 대부분 실제의 삶에서는 그렇지 않다. 둘째로 성경 말씀을 좇아 착하게 살고 있다고 생각하는 사람들의 대부분은 종종 그와 반대되는 행동을 한다. 셋째로 자신을 비난하지 말라는 성경의 말씀은 독실한 신앙인에게만 적용된다.

종교는 우리에게 다양한 영향을 미친다. 행복하고 만족스러운 삶을 살도록 도와줄뿐더러 다른 사람을 이해하고 사랑할 줄 아는 인간이 되도록 이끌어 준다. 잘못에 대해서도 인간이기 때문에 그런 것이라고 하여 용서하는 마음을 갖게 한다.

우리는 자신을 용서해야 하며 다른 사람을 용서할 줄 알아야 한다. 내게 해를 끼치지 않았더라도 그 사람을 비난하지 않음으로써 상대방을 용서해야 한다. 마찬가지로 나 자신의 약점이나 잘못에 대해서도 비난하지 않음으로써 용서해야 한다. 그래야만 비로소 당신은 '네 이웃을 네 몸과 같이 사랑하라'는 성경 말씀을 실천하고 있는 것이다.

'네 이웃을 네 몸과 같이 사랑하리'는 말씀은 두 가지의 의미를 함축하고 있다. 흔히 사람들은 이 구절을 인용하면서 이웃 사랑의 중요성만을 강조하는데 내가 보기에는 다른 사람을 사랑하고 또한 자기 자신을 사랑하라는 두 가지 의미를 담고 있다고 본다. 다시 말해서 당신이 자신을 비난하지 않는 만큼 다른 사람을 비난하지 말라는 뜻이다.

이 세상의 모든 종교들은 우리들에게 인간이란 존재에 대해 올바로 알도록 가르치고 있다. 즉, 인간이 아무리 힘세고 또 엄청나게 노력한다고 해도 결코 신처럼 될 수 없다는 것이다. 인간은 그저 인간일 뿐이고 약한 존재이며 아무리 죄를 짓지 않으려고 노력해도 죄를 지을 수밖에 없는 존재임을 전제로 하고 있다. 그렇다고 해서 죄를 짓지 않으려고 노력하라는 의미이지 죄를 지으라고 장려하는 것은 결코 아니다.

어쨌든 인간은 조심하고 노력해서 나쁜 행동을 줄여 갈 수는 있으나 근본적으로 죄와 분리된 삶을 살아갈 수는 없다. 어찌 보면 남의 것을 훔치고 속이고 상처 입히고 이기적으로 행동하는 것은 불완전한 인간이기 때문에 일어나는 자연스런 현상이다. 오직 신만이 완전하다. 신은 인간을 불완전한 존재로 창조했기 때문에 인간이 어떤 행동을 하든 용서할 수 있다. 대부분의 종교, 특히 기독교에서 하느님에 의한 완전한 용서를 핵심적으로 가르치는 것도 이 때문이다.

내가 강조하고자 하는 내용도 바로 이것이다. 신이 인간의 잘못된 행동을 용서할 수 있는데 왜 우리는 자신에 대해 똑같이 친절하고 관대하지 못한 것일까. 하느님은 죄를 지은 나를 용서했지만 나는 나 자신을 용서할 수 없다니…. 신앙인으로서 이같이 주장한다면 그것은 자신이 믿는 종교의 기본과 완전히 배치되는 억지일 뿐이다. 자기 판단이 신보다 우위에 있다고 주장하는 것이나 다름없다.

하느님이 죄를 지은 인간을 용서하므로 나 역시 나 자신을 용서해야 한다는 것은 심리학적 관점에서도 똑같은 결론을 제시한다. 즉, 하느님은 인간을 불완전한 존재로 창조했으므로 우리는 자신의 어떤 행동에 대해 비난할 필요가 없다. 이미 하느님은 우리가 불완전한 존재이며 어리석고 잘못된 행동을 할 수밖에 없다는 것을 알고 있다. 따라서 하느님은 우리의 잘못에 대해 비난하지 않는다.

하느님을 믿으면서 성서의 말씀을 따른다면 적어도 자기비난으로 인해 생기는 우울에 빠지는 일은 거의 없어야 한다. 만일 당신이 하느님을 믿는다면 잘못된 행동을 했을 때 죄의식에서 벗어나 자기 자신과 이야기를 하라. 결코 죄의식을 느끼지 마라. 죄의식을 갖는다면 하느님의 말씀을 따르지 않는다는 것임을 기억하라.

당신이 죄의식을 버리는 것은 결코 성경 말씀에 위배되는 것이 아니다. 만약 어느 성직자가 당신에게 잘못된 행동을 했으니 당신은 쓸모없는 존재라고 말했다고 치자. 그런 말을 들었을 때는 당당하게 반박해도 좋다. 오히려 그대가 성서가 가르치는 용서의 진정한 의미를 모른다고 말이다. 물론 성직자도 인간이기에 정서적으로 혼란을 겪을 수 있다. 하지만 성직자든 일반 신자이든 정서적으로 혼란을 겪는다면 성서의 가르침을 제대로 따르고 있지 않다는 것만은 분명하다.

나는 『목회 상담의 이론』이라는 책에서 건강심리학의 핵심적 요소들이 성경에서 발견된다는 것을 지적했다. 교회나 성당에 열심히 다니면서도 정서적 문제를 안고 살아가는 것은 그들이 성서를 제대로 이해하지 못하고 진정으로 모범적인 삶에 이르는데 실패했다는 것을 의미한다.

잘못된 행동에 대해 죄의식을 느끼도록 만드는 우울도 마찬가지이다. 당신이 생각하기에 종교적 가르침은 정서적으로 고통받기를 원하는 것처럼 보이지만 사실은 전혀 그렇지 않다. 종교는 당신을 후려치는 채찍질이 아니다. 당신의 차가운 마음을 따뜻하게 덮어 주는 담요이다.

당신이 우울에 빠지고 죄의식을 갖게 되거나 분노, 두려움으로 가득 차 있다면 심리적으로 건강하지 못하다는 증거이다. 또한 신앙의 측면에서도 건강하지 않다는 것을 잊지 마라.

세 번째 이야기

자신에게 친절하라

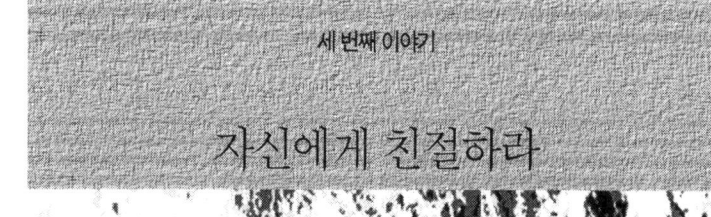

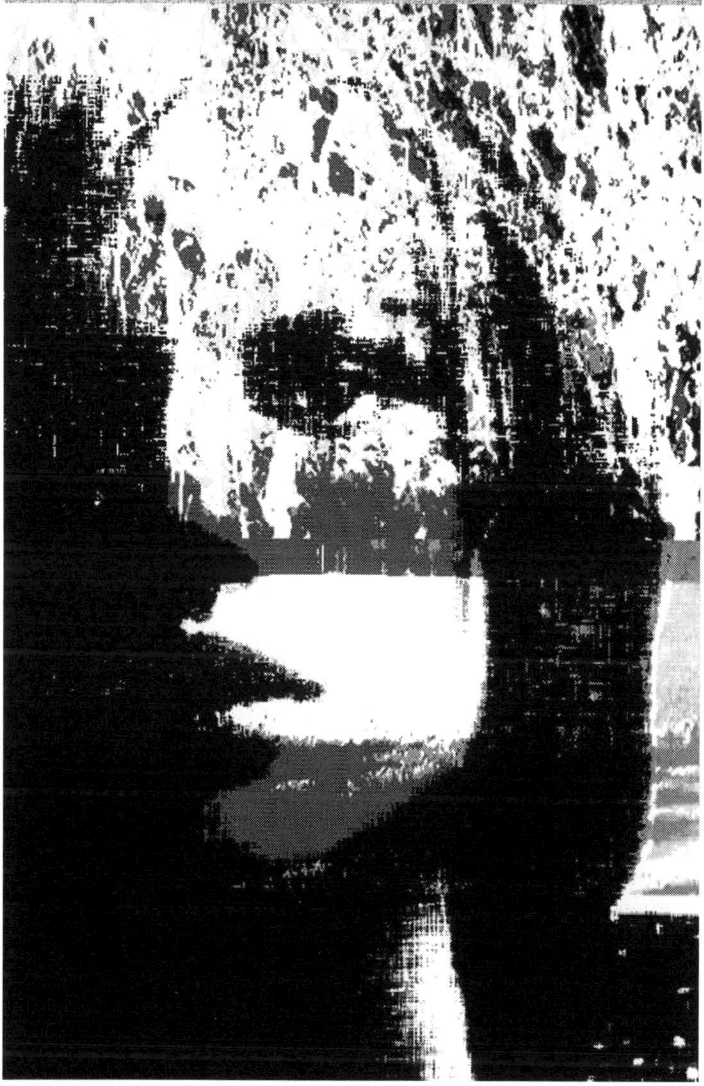

이제 당신이 죄의식을 없애고 싶다는 생각이 들었다면 내가 말하는 의미를 제대로 이해한 것이다. 마음도 어느 정도 안정되었을 것이다. 그래도 자신에 대한 불만을 확실히 제거하고 싶다면 감정적 혼란을 야기시키는 원인과 그러한 감정이 제거될 수 있는 방법에 대해 확실하게 알아야 한다.

당신을 정말 엉망으로 만드는 것

당신은 어떤 경우에 감정적으로 자신이 혼란스럽다고 생각하는가. 대부분의 사람들이 혼란스럽다고 느끼는 경우는 두 가지이다. 하나는 좋지 않은 일이나 불행한 사건이 일어났을 때이고 다른 하나는 육체적으로 문제가 있을 때이다. 그러나 사람들이 잊고 있는 것이 있다. 우리를 진짜로 짜증나고 화나게 만드는 것은 그런 일이나 사건이 아니라 바로 우리 자신의 생각이라는 사실이다. 다시 말해서 우리를 신경증적으로 만드는 것은 부모, 배우자, 직장 상사, 이웃 사람이 아니라 자신에게 엉망이 되라고 생각하는 그 자체이다.

예컨대 눈 내리는 고속도로를 달리는데 타이어가 펑크가 났다고 하자. 분명 당신은 짜증나고 화날 것이다. 무엇 때문에 그럴까. 언뜻 생각하면 펑크 난 타이어 때문인 것 같지만 그렇지 않다. 추운 날씨에 눈을 맞으며 길에서 타이어를 갈아 끼워야 한다는 생각이 바로 당신을 화나게 만드는 것이다. 날씨가 춥다거나 덥다고 말하는 것도 똑같다. 이것을 심리학자들은 '정서에 대한 ABC이론'이라고 말한다.

우리가 겪는 고통에는 두 가지의 종류가 있다. 육체적 고통과 감정적 고통이다. 예컨대 누군가 당신을 향해 칼을 던졌는데 가슴에 맞았다고 하자. 당연히 육체적 고통이 뒤따른다. 이때 칼을 선행 사건 *Activating Event*의 머리글자를 따서 'A'라 하고 칼에 찔린 가슴의 상처를 결과 *Consequence*의 머리글자인 'C'라고 한다. C의 원인은 A이다. 즉, 가슴의 상처는 칼로 인해 생긴 것이다. 차 사고로 다리가 부러졌다면 자동차는 A, 부러진 다리는 C가 되고 이 역시 A로 인해 C가 야기된 것이다. 자해하여 피부가 찢겨졌든 뼈에 금이 갔든 피를 흘리든 모두 똑같은 공식으로 설명될 수 있다.

그런데 피도 흘리지 않고 뼈가 부러지거나 살이 찢기지 않았어도 고통스런 경우가 종종 있다. 바로 신념, 사고, 생각 때문에 고통스러운 경우인데 신념 *Belief*의 머리글자를 따서 'B'라고 약칭한다. 이 고통은 선행 사건, 즉 A에 관한 당신의 생각 때문에 고통스러운 것이다. 다른 사람에 의한 것이 아니라 당신 자신의 생각 때문이다. 예컨대 누군가가 당신이 싫어하는 별명을 불렀다면 그것은 A가 된다. 당신이 기분 나빠서 "정말 끔찍하군. 정말 참기 힘들어"라고 중얼거린다면 이것이 B에 해당된다.

여기서 주의를 기울여야 할 것은 C로 통하는 분노나 두통, 우울이다. 흔히 우리들은 험한 말을 들으면 흥분하게 된다고 생각한다. 그러나 감정적 고통을 야기시키는 것은 A인 험악한 말이 아니라 흥분된다고 생각하는 B이다. 이처럼 우리를 흥분시키는 사고를 '비합리적 신념'이라고 하는데 우리들은 모두 이러한 비합리적 신념을 갖고 있다. 어느 정도로 심한가 하는 정도의 차이는 있을지언정 누구든지 갖고 있다.

놀랍게도 우리는 비합리적이며 어리석고 부조리한 생각을 하는데 대단히 익숙하다. 아마도 당신은 우리가 신성시하는 신념 중에 부조리한 것이 얼마나 많은지를 알면 무척 놀랄 것이다. 미국의 임상심리학자 앨버트 엘리스 박사는 인지-정서-행동치료 *Rational Emotive Behavior Therapy*(약칭 REBT)라는 심리치료 기법을 개발하고 수많은 상담과정을 통해서 사람들에게 신경증을 유발시키는 11가지의 비합리적인 신념을 찾아 냈다. 그만큼 우리들에게는 비합리적인 사고가 많다. 참고로 엘리스 박사가 지적한 11가지의 비합리적 신념을 보자.

(1) 자신이 알고 있는 중요한 모든 사람들로부터 사랑받고 인정받고 이해를 받아야만 가치 있는 사람이다 (2) 살면서 타인에게 항상 의지해야 하며 그럴 만한 사람이 필요하다 (3) 다른 사람의 문제나 곤란함에 대해서는 함께 괴로워하고 신경을 써야 한다 (4) 자신에게 해를 끼치거나 나쁜 일을 저지르는 사람은 반

드시 비난과 처벌을 받아야 한다 (5) 모든 영역에서 완벽하게 유능하고 성공해야만 가치있는 사람이다 (6) 일이 뜻대로 진행되지 않으면 끔찍스럽고 아무런 가치도 없다 (7) 모든 문제에는 언제나 바르고 완전한 해결책이 있는데 그것을 찾지 못하면 큰일이다 (8) 행복은 외적 조건에 의해 결정되며 우리는 그것을 통제할 수 없다 (9) 살면서 어려움에 부딪칠 때 피해 가는 것이 편하다 (10) 현재의 행동은 과거의 경험에 따른 것이며 사람은 과거의 영향에서 벗어날 수 없다 (11) 위험하거나 두려운 일이 일어날 가능성을 늘 염두에 둬야 한다.

아무튼 당신이 더 이상 우울해 하거나 화나고 예민해지고 싶지 않다면 먼저 당신 자신을 감정적으로 흥분시키는 것이 무엇인지를 알아내야 한다. 아울러 당신 자신을 계속해서 비합리적 신념으로 끌고 가는 것이 무엇인지도 알아낼 필요가 있다. 그것들을 몰아낼 수 있도록 좀더 지각 있는 생각을 할 수 있다면 당신은 그 동안 쓸데없는 생각을 얼마나 많이 했는지를 알게 될 것이다.

만약 당신이 비합리적 신념들을 받아들이지 않는다면 언제 어디서 어떤 방법으로든 감정적으로 흥분하지 않을 것이다. 물론 우리는 불완전한 존재인 만큼 신경증적 경향을 항상 극복할 수는 없다. 따라서 자신이 얼마나 감정적으로 흥분했는지, 평정을 되찾는 방법이 무엇인지를 아는 것만으로도 성공이다.

정말 성공이다. 그 동안 상담차 나를 찾아온 사람들을 보면 처음에는 내 말을 듣고 무척 의아스런 표정을 짓는다. 마치 미친 사람을 쳐다보는 것처럼 이상한 눈빛으로 나를 뚫어지게 바라본다. 그러다가 얼마 지나지 않아 내 말이 맞는다는 것을 알고는 고개를 끄떡인다.

당신이 비합리적인 신념을 분별력 있는 사고로 전환시키려면 많이 노력해야 한다. 행복하다고 생각하면 행복하게 느껴질 것이고 불행하다고 생각하면 불행하다고 느낄 것이다. 화가 난다고 생각하면 분노가 느껴질 것이고 화나지 않는다고 생각하면 마음이 평화스러울 것이다. 두렵지 않다고 생각하면 이 세상의 어떤 것도 당신을 두렵게 만들 수 없다.

지난날 감정이 혼란스러웠던 때를 되돌아보라. 그때 당신은 무엇인가 당신의 삶을 변화시키고 있다는 생각에 빠져 있었을 것이다. 이것은 정말 잘못된 생각이다. 당신이 살고 있는 환경은 하나도 달라지지 않았다. 앞으로도 달라지지 않을 것이다. 그렇다고 해서 비참한 신세라고 한탄할 필요는 없다. 주변 환경이 변치 않더라도 얼마든지 마음을 편안하게 가질 수 있다. 마음먹기에 따라 세상이 달라진다고 하지 않는가.

작은 은혜에도 신에게 감사하라. 그렇지 않다면 어떻게 될지를 상상해 보라. 예컨대 당신의 남편이 알코올 중독자여서 우울하다고 하자. 남편이 술을 끊기 전까지는 계속 우울할 수밖에 없다고 생각한다면 이 얼마나 끔찍한 일인가. 더욱이 남편이 술을 끊지 않겠다고 고집을 부린다면 어떨 것 같은가. 이래도 당신은 남편이 술을 끊지 않는다면 계속 우울하다고 생각할 것인가. 이것은 한마디로 난센스이다. 왜 당신은 스스로 인생이 비참하다고만 여기는지를 생각해 보라.

상황이 변하지 않더라도 얼마든지 감정적으로 평안할 수 있고 우울에서 벗어날 수 있다. 그러려면 B의 생각과 A에 대한 감정을 바꿔라. 자연히 C는 변화할 것이다.

자기비난하는 사람들의 잘못된 생각

자기를 비난함으로써 겪게 되는 우울은 실패했거나 아팠거나 다른 사람에게 해를 끼쳐서 생기는 현상이 아니다. 그것은 크게 보아 두 가지의 비합리적 신념 때문에 생긴다. 하나는 완벽한 능력이 있고 성공을 해야만 가치 있는 인간이라는 믿음이고 다른 하나는 비윤리적으로 행동하는 사람은 나쁜 인간이며 반드시 비난과 처벌을 받아야만 한다는 믿음이다. 뭔가 일이 잘못되었을 때 이 두 가지의 신념에 집착한다면 당신은 반드시 우울에 빠지고 만다.

앞에서 나는 당신이 완벽해야만 한다고 생각하는 것이 왜 어리석은 일인지에 대해 설명했다. 또 당신이 잘못하거나 나쁜 행동을 했다고 해서 나쁘고 사악한 인간이 되는 것은 아니라는 점도 지적했다. 당신이 이 두 가지의 관점을 잘 따른다면 분별력을 갖게 될 것이고 비록 자신의 잘못된 행동에 따른 죄의식을 갖더라도 우울에 빠지지 않을 것이다. 물론 두 가지를 자신에게 강력히 말해야 된다는 것을 잊지 마라.

곰곰이 생각해 보라. 당신은 우울해지기 직전에 이 두 가지의 어리석은 이야기를 자신에게 했을 것이다. 의심스럽다면 자신의 행동을 반추해 보라. B에서 신경증적인 말을 꽤나 오래 자신에게 했음을 알 것이다.

예를 들어보자. 어느 날 남편과 잦은 말다툼으로 우울 증세가 심각한 중년 부인이 찾아 왔다. 이야기를 듣고 보니 남편은 아내와 말다툼을 할 때마다 지지 않으려고 일부러 아내의 결점을 들춰냈다. 세상에 결점 없는 사람이 없지만 그래도 남편이 자기 약점을 들춰낼 때마다 그녀는 자신을 비난하게 되었다. 남편 말대로 자기는 비난받아 마땅하다는 생각이 들었고 그런 생각을 자신에게 끊임없이 말해 왔던 것이다.

몇 주가 지나고 그녀는 우울에 빠진 원인이 바로 자기가 자신한테 말한 것이었음을 알아채고는 이렇게 말했다.

"이제 당신이 처음에 했던 말의 의미를 알 것 같아요. 생각해 보니 일주일 내내 내가 한 것이라고는 '나는 나쁜 여자야, 비난받아 마땅해!'라고 듣기 싫은 소리를 해댄 것뿐이었어요."

그녀는 앞으로 어떤 일이 있어도 자신을 비난하지 않겠다고 다짐했다. 다시 우울해져도 두렵지 않다고 했다. 자기비난이 우울을 가져왔다는 것을 알았기 때문이다.

누구든지 자신에게 하는 말에 오해가 있어서는 안 된다. 우울할 때 떠올랐던 생각을 기억하지 못해도 자신에게 하는 말은 항상 감정에 선행하는 법이다. 마음이 텅 비어 있는 것 같지만 그렇지 않다. 당신이 지금 우울하다면 분명 자신에게 신경증적인 말을 하고 있다는 것을 기억하라. 살아 있는 한 당신의 뇌는 잠들지 않는다. 죽을 때까지 멈추지 않는다. 깨어 있을 때 비합리적 신념을 감정으로 표현한 것처럼 잠자는 동안에도 당신은 상징의 형태로 생각을 한다.

이제 당신은 감정이 신념에서 온다는 것을 알았을 것이다. 그렇다면 그 신념이 잘못될 수 있다는 것도 깨달았을 것이다. 어렸을 적에 미신 같은 이야기를 믿다가 점점 커 가면서 그것이 거짓이라는 것을 알게 된 과정을 생각해 보라. 어린 시절 그 미신 때문에 얼마나 어리석게 굴었는가를 떠올리면 쉽게 이해될 것이다. 한때 검은 고양이는 불행을 가져오고 깨진 거울은 당신의 삶을 7년간 비참하게 만들며 밤에는 유령이 있어서 위험하다는 미신이 팽배한 적이 있었다. 어른이 된 지금도 이 같은 이야기를 믿는가. 믿는다면 당신은 지금 대단히 허약해진 상태이다. 가급적 빨리 심리치료 전문가를 찾아가 상담을 받는 게 좋다. 허풍이라고 생각한다면 자신에게 이런 질문을 던져 보라. 어렸을 때 믿었던 어리석은 생각을 어떻게 없앨 수 있는가 라고 말이다. 아마도 나이가 들면서 귀신같은 존재에 대해 좀더 명확하게 생각했고 '그것은 그저 미신일 뿐이야' 라는 생각을 굳히도록 혼자 중얼거렸을지 모른다.

  물론 검은 고양이가 불행을 가져오고 깨진 거울이 우리의 삶을 7년씩이나 비참하게 만드는지는 확인할 길이 없다. 그렇다고 해서 검은 고양이나 깨진 거울이 이 세상에서 사라진 것은 아니다. 유령이 있는지 없는지는 증명된 바가 없다. 확실한 것은 어렸을 때 있었는데 성인이 된 후로 공포감이라는 C가 없어졌다는 사실이다. 왜 그럴까. 달라진 것은 분명 B뿐이다. 결국 A에 관한 당신의 생각이 변한 것이고 신념이 바뀌면서 공포 또한 사라진 것이다.

  그럼 오랫동안 굳어진 태도와 신념을 어떻게 바꿀 수 있을까. 그것은 산타클로스에 대한 생각이 바뀌는 과정과 같다. 누구든지 어렸을 때에는 산타클로스라는 존재에 대해 깊이 생각해 보거나 이러쿵저러쿵 따지지 않았기 때문에 그에 대한 신비함을 간직할 수 있었다. 하지만 커 가면서 이런저런 질문을 하게 되고 그 과정에서 하나 둘씩 실체를 알아 가면서 산타클로스에 대한 생각을 바꾸게 된다.

  아마도 당신은 궁금한 게 많았던 시절에 이런 궁금증을 가졌을 것이다. 산타 할아버지는 나무도 길도 연료도 공장도 없는 북극지방에 살면서 어떻게 선물을 만들었을까, 세상의 모든 어린이에게 줄 선물을 어떻게 한 해에 몽땅 만들 수 있을까, 꽤 오랫동안 살아 왔을 텐데 늙지도 않는단 말인가, 어떻게 하룻밤에 이 세상을 다 돌아다닐 수 있을까, 그것도 순록을 타고 다닌다고 하는데 순록이 정말 하늘을 날 수 있을까, 굴뚝을 통해 드나든다고 하는데 좁은 굴뚝을 어떻게 금방 들어왔다가 빠져나갈 수 있을까, 착한 어린이에게만 선물을 준다고 하는데 어떻게 착한 어린이인지 아닌지를 알 수 있을까 등.

물론 이 같은 생각이 행동의 변화를 가져오지는 않는다. 그러나 하나의 큰 도전인 것만은 분명하다. 어린 시절 확실하다고 믿었던 신념이 과감히 바뀌는 과정이 아닌가.

예를 더 들어보자. 당신은 이성 앞에서 발가벗은 몸을 보이는 것은 충격적인 행동이라고 생각하던 때가 있었을 것이다. 하지만 지금은 배우자 앞에서 옷을 벗지 않는가. 젊었을 때 카우보이, 소방관, 경찰관, 군인이 되고 싶었으나 지금은 그렇지 않다고 생각하는 사람도 있을 것이다. 우리가 쉽게 바뀌지 않는다고 믿는 정치적 관점도 마찬가지이다. 당신은 여태까지 정치적 관점이 한번도 바뀌지 않았다고 장담할 수 있는가. 아마도 매우 드물 것이다.

신념이란 처음에는 강하게 믿었지만 시간이 지나면서 숙고하고 분석하고 신중하게 자문자답을 거듭하면서 변하기 마련이다. 변화의 요인이란 바로 이런 중간과정을 말한다. 마치 당신이 커 가면서 산타 할아버지라는 신비스런 존재에 대해 이것저것 따져 본 것과 마찬가지로 당신은 비합리적 신념에 대해 따져 보고 질문할 수 있다.

모든 사람이 당신을 좋아하게 만들고 싶고 기분 나쁜 이야기를 들어도 상처를 받고 싶지 않기 때문에 완벽한 사람이 되려고 애쓰는가. 그렇다면 이제라도 자신의 생각을 신중하게 재검토해야 한다. 생각을 바꾸려고 노력하라. 머릿속에서 기존의 신념을 지워 버리고 새로운 신념으로 전환하라. 그러면 당신의 정신적 고통은 기대한 것보다 훨씬 약하게 다가올 것이다.

거절당하는 것을 두려워하지 마라

일반적으로 사람들은 타인에게 거절당하는 것을 두려워한다. 왜 그럴까. 자기는 나쁜 사람이거나 가치 없는 사람이어서 거절당하는 것이라고 생각하기 때문이다. 다르게 행동했다면 거절당하지 않았을 것으로 믿기도 한다. 이런 관점에서 보면 거절을 한 사람은 옳고 똑똑하며 우월한 사람이고 거절당한 사람은 항상 틀리고 자주 실수하는 사람이 된다.

과연 그럴까. 생각해 보자. 당신을 거절한 상대방은 문제점이 없을까. 혹시 자기 약점을 감추려고 거절했거나 질투, 편견 때문에 당신을 깎아 내리고 나쁘게 평가한 것은 아닐까. 어쩌면 평범하게 살아 왔고 앞으로도 그렇게 살아갈 상대방에게도 신경증적인 시기가 있게 마련이라는 것을 당신은 한번쯤 생각해 본 적이 있는가. 신경증적인 사람이 내린 판단을 어떻게 믿을 수 있는가.

당신에 대한 다른 사람의 평가에 대해 염두에 둬야 할 점이 바로 이것이다. 사람들은 누구나 조금은 어리석고 편견이 있기 마련이며 야비할 때도 있다는 것, 그리고 질투심을 갖는다는 것을 잊지 마라. 또 거절을 한 상대방을 보다 많이 알게 되는 계기라는 점도 잊지 마라.

예컨대 당신이 친구와 함께 슈퍼마켓에 가서 과일을 샀다. 그런데 친구는 포도, 복숭아, 바나나를 사면서 사과는 사지 않았다. 당신은 친구에게 사과를 싫어하느냐고 물을 것이다. 친구는 뭐라고 할까. 사과를 싫어한다고도 할 수 있고 사과의 품질이 좋아 보이지 않는다고 할 수도 있다.

사과가 감정을 갖고 있다고 가정하자. 그럼 그 친구가 사지 않았다고 해서 사과가 절망해야 할까. 천만의 말씀이다. 그가 사과를 사지 않은 것은 사과보다 다른 과일을 더 좋아한다는 것을 나타낼 뿐이다. 사과를 좋아하면 당연히 사과를 살 것이다. 다시 말해서 당신은 친구의 과일 구입을 보면서 과일에 대한 그의 취향을 알게 된 것이다.

누군가 당신을 거절한다고 해도 이와 똑같은 이치이다. 어떤 사람이 당신의 정치적 견해를 싫어한다고 해서 당신의 견해가 잘못된 것은 아니다. 그 사람이 당신의 견해에 동의하지 않은 것뿐이다.

예를 하나 더 들어보자. 당신은 머리카락을 길게 늘어뜨리고 다니기를 좋아한다. 그런데 당신 친구는 어깨까지 닿는 긴 머리가 좋아 보이지 않는다고 말한다. 당신은 어떻게 할 것인가. 친구의 말이 옳다고 생각해서 긴 머리를 자를 수도 있고 무시한 채 그냥 그대로 지낼 수도 있다. 우정을 생각해서 친구의 말에 따를 수도 있고 친구의 생각은 편견이라고 여겨서 개의치 않겠다고 생각할 수도 있다. 그 어느 쪽이든 자신에게 합당한 타협을 하면 고통스럽지 않다.

중요한 것은 친구가 나를 좋아하지 않기 때문이라고 판단하지 말아야 한다는 점이다. 정말로 거절한 이유가 당신을 좋은 사람으로 여기지 않기 때문이라면 이 얼마나 불공평한 일인가. 당신을 아는 모든 사람들이 당신을 거부한다고 해도 당신이 인간으로서의 가치가 없다는 증거는 될 수 없다.

수많은 사람들이 예수나 마르틴 루터 킹 목사를 무시한 일을 떠올려 보라. 그렇다고 해서 예수나 루터 킹 목사가 사악하고 가치 없는 인간이었던가. 결코 그렇지 않다.

현명한 사람이라면 거절당하더라도 자책하거나 회의적인 생각을 품지 않고 상대방에게 다시 인정받으려고 노력할 것이다. 만일 거절당한 사안이 중요치 않다고 생각하면 나는 세상의 모든 사람을 만족시킬 수 없을뿐더러 그럴 필요도 없다고 생각할 것이다. 어딘가 자기를 받아들이는 사람이 있을 것이라고 생각할 수도 있다. 이 점은 이성 문제로 고민하는 사람들에게 대단히 좋은 충고가 된다.

나는 이성에게 데이트를 신청했거나 프러포즈를 했다가 거절당해서 속상해 하는 젊은이들을 꽤 많이 만났다. 확실히 사랑이 받아들여지지 않으면 기분 나쁘다. 나 역시 그렇다. 하지만 거절당했다고 해서 인생이 끝장나는 것은 아니다.

나는 그들에게 자신이 거절당한 이유를 분명히 파악하라고 충고한다. 본인이 못났거나 가치 없는 사람이 아니라 좋아하는 성향이 다르기 때문에 거절당했다는 점을 깨닫도록 한다. 그러므로 자신감을 위축시키지 말고 빠른 시일 내에 새로운 사람과 교제할 것을 권유한다.

그런 다음에 그들을 만나면 훨씬 성숙한 모습으로 살아가고 있음을 알게 되어 마음이 흐뭇하다. 가벼운 관계이든 심각한 관계이든 시련은 항상 교훈을 주는 법이다.

'자신에게 친절하라'는 말은 본인 스스로 자신을 높게 평가하라는 의미이다. 다른 사람의 평가에 연연해하지 말고 자신의 가치를 스스로 인정하라는 뜻이다. 그러면 다른 사람들이 당신을 얼마나 많이 생각하는지를 알게 되어 깜짝 놀랄 것이다.

　자신을 존중할 줄 아는 사람은 남한테 가끔 무시당해도 개의치 않는다. 인정받고 사랑을 받으려는 심리적 욕구가 강한 사람과 달리 자기 자신에 대해 차분해질 수 있기 때문이다. 오히려 당신이 좌절했다고 생각하여 상대방이 불편해 할지 모른다. 만일 당신이 거절당하지 않기 위해 상대방을 즐겁게 해주려고 노력한다면 상대방은 당신이 뭔가 잘못되었다고 생각할 것이다.

좌절을 각오하라

　당신을 혼란스럽게 하고 우울하게 만드는 게 무엇인지를 알았다면 이제부터는 달라질 것이다. 동기 부여와 이해를 받고 있다고 느낄 것이므로 열심히 노력할 것이다.

　다음으로 두 번째 단계는 주로 오래된 증상이 재발하고 전혀 나아질 기색이 없는 것처럼 보이는 시점에서 나타난다. 이때의 좌절을 이해하려면 당신의 행동을 습관의 복합체로 인식하는 게 중요하다.

　습관에 대해서는 설명하지 않아도 잘 알 것이다. 다만 습관이 당신에게 대단히 중요하게 작용한다는 것만은 꼭 기억하라. 예컨대 당신은 귀가 길에 운전하면서 다른 생각에 골몰한 적이 있을 것이다. 그런데 정신을 차려 보니 집에 도착했다. 매일 오가는 길을 습관적으로 운전한 결과이다.

앞에서 나는 신경증적인 행동은 얼마든지 학습되어질 수 있다고 했다. 그러나 신경증적인 습관을 바꾸는 일은 쉽지 않다. 많은 에너지가 필요하고 성공보다 실패할 확률이 높다. 타이프를 칠 때 틀리게 치거나 흡연, 늦잠 자는 버릇 등을 고치기가 얼마나 힘든지는 잘 알 것이다. 그렇다면 신경증적인 습관들, 예컨대 사람들 앞에 서는 것을 두려워하는 대인공포, 집단 속에서 침묵하는 것, 게으름, 자기비하 등을 극복하는 게 얼마나 어렵다는 것도 짐작할 것이다. 이런 것을 없애려면 많은 시행착오를 겪어야 한다. 많은 노력과 실패를 거듭해야만 극복될 수 있다는 것을 기억하라.

예를 들어보자. 회사에서 자금 관리를 담당하는 한 남자가 있다. 평소 주식투자로 짭짤한 수익을 올렸던 그는 욕심이 지나쳐 공금에 손을 대고 말았다. 며칠만 돌려서 쓸 요량이었으나 뜻밖에 주가가 떨어지고 투자 원금의 상당액을 잃게 되자 급한 대로 회계장부를 조작했다. 하지만 며칠 못가서 들통 나고 말았다. 그는 윗사람에게 실수한 것 같은데 다시 한번 확인해 보겠다는 거짓말로 위기를 모면하고는 이튿날 급전을 마련하여 공금을 채워 놓는 식으로 거짓말을 정당화시켰다.

내가 보건대 이 남자는 무척 나쁜 습관을 갖고 있다. 곤경에서 벗어나고자 거짓말을 한 것이 그것이다. 당신이 그의 상사라고 하고 그가 한동안 똑같은 잘못을 저지르지 않았다고 하자. 당신은 그를 어떻게 평가하겠는가. 내가 보기에 당신은 그가 또다시 공금을 횡령하고 회계장부를 조작하고 거짓말을 할지 모른다고 생각할 가능성이 높다고 본다. 왜냐하면 그것은 하나의 습관이기 때문이다. 그가 또다시 욕심을 부린다면 똑같은 과정을 밟을 확률이 높다.

왜 이러한 예를 드는가. 모든 사람들이 조절 가능한 증상을 반복한다는 점을 지적하려는 것이 아니다. 우리들은 누구나 학습된 것을 부주의하게 여기며 좋은 습관이든 나쁜 습관이든 습관이 점점 강해지는 경향을 허용하고 있다는 의미이다. 대부분의 사람들은 그것을 깨닫기도 전에 또다시 문제행동을 반복한다. 따라서 습관을 바꾸려고 할 때 좌절할 수도 있다는 점을 잊지 말아야 한다.

우선 자신에게 관대하라. 습관의 좋은 측면과 나쁜 측면을 이해하라. 그리고 자신을 격려하고 용서하며 자신이 습관의 희생물이었음을 깨달은 뒤에 행동을 말없이 반복하라. 결코 방심하지 마라. 그러면 당신은 신경증적인 습관에 대해 건전한 통제력을 얻을 수 있다.

사람들이 타인의 습관화된 문제행동에 실망한다는 점을 이해하는 것도 중요하다. 예컨대 남편이 습관적으로 밤늦게 귀가한다고 하자. 이유는 여러 가지가 있을 것이다. 회사 일 때문일 수도 있고 친구나 동료와의 한잔 술 때문일 수도 있다.

어느 날 아내는 참다못해 남편에게 바가지를 긁었다. 저녁을 차려놓고 기다리는 아내의 심정을 헤아린다면 어떻게 매일같이 늦을 수 있냐면서 사랑이 식었기 때문이 아니냐고 서운해 했다. 남편은 앞으로 일찍 귀가하겠다고 약속했다. 과연 약속이 잘 지켜질까. 모르긴 해도 며칠은 갈 것이다. 하지만 어느 정도 시간이 지나면 예전과 똑같이 행동할 것은 틀림없다. 그만큼 습관이란 되풀이되기 쉬운 것이다.

이때 당신이 흥분하지 않고 남편에게 친절하면서도 단호하게 문제를 제기한다면 어떻게 될까. 다투는 것보다 훨씬 효과적으로 남편은 자신의 습관을 통제할 수 있을 것이다. 말다툼은 어느 쪽이든 앙금을 남긴다. 까딱 잘못하면 남편은 자기 자신에 대해, 그리고 투정을 부리는 아내를 비난하는 마음부터 갖기 쉽다. 왜 자신이 습관적으로 밤늦게 귀가하는가를 반추해 볼 여지가 없게 된다. 어떤 사람은 부부간에 좋지 않은 습관을 보자마자 곧바로 상담을 받으면 나아질 것이라고 주장하지만 반드시 그런 것은 아니다.

나는 내담자들에게 유해한 습관이 지속되면 끝내 악화되어 전혀 통제할 수 없게 될지 모른다는 것을 지적한다. 내담자의 배우자든 부모든 똑같이 말한다. 이것을 제대로 이해하는 사람은 걱정이나 분노, 실망을 충분히 피할 수 있다. 왜냐하면 누구도 대수롭지 않은 일을 확대시키지 않을 것이며 타인을 비난하거나 죄책감으로 자신을 비난하지 않을 것이기 때문이다.

당신 자신과 당신의 행동은 별개

우리가 좌절하는 또 하나의 이유는 자기 자신과 자신의 행동을 동일한 것으로 여기기 때문이다. 흔히 우리는 다른 사람을 판단할 때 그의 행동을 기준으로 삼는 게 논리적으로 옳다고 여긴다. 업적, 경제적 성공, 대중적 인기 또는 힘든 과정을 넘기고 지위나 명예를 획득한 것을 잣대로 삼아 평가하지 않는다면 매우 불합리하다고 생각한다.

자기 자신에 대해서도 똑같다. 그래서 자신에 대한 평판이 나쁘면 오래된 신경증적 습관이 보다 확고해진 것처럼 느끼고 좌절하게 된다. 이때 나쁘게 행동한 자신을 수용하면서 자기를 비난하지 않도록 노력하는 게 중요하다.

좋지 못한 행동 때문에 자신을 미워하는 사람들은 대체로 공격적이고 경솔하게 말한다. 예컨대 파티 석상에서 "내가 당신에게 무례하게 굴었습니다"라거나 '이런 자리에서는 남의 주목을 받기 위해 항상 입을 다물고 있다' '나는 결코 언행을 조심하는 법을 배우지 않을 것이다'라고 생각하는 사람들이 많다. 이 중에서 무례한 태도를 사과하는 것은 진실일지라도 남들에게 주목받기 위해 침묵한다거나 언행을 조심하는 법을 배우지 않겠다는 다짐은 거짓이다. 왜냐하면 항상 침묵하거나 무례한 말을 하는 사람은 없기 때문이다. 단지 그런 경우가 자주 일어나는 것뿐이다. 특히 미래에 어떻게 될지는 아무도 모르는 법이다. 그런데도 언행을 조심하는 방법을 절대로 배우지 않겠다는 것은 미래를 알고 있다는 예언가나 마술사임을 자처하는 것이나 다름없다.

그렇다면 자신이 세상에서 가장 심한 열등생이라고 믿는 일은 왜 일어나는 것일까. 그것은 본인 스스로 희망이 없다고 믿기 때문이다. 변하려고 애쓰지 않으므로 달라지지 않는 것은 당연하다. 더욱이 변하지 않을 것이라고 장담하면서 자신을 격려까지 하니 어찌 변할 수 있겠는가.

당신은 예언자나 마술사가 아니다. 이 세상에 완전무결하게 행동하는 사람은 없다. 아무리 예의바르게 행동하더라도 간혹 거칠게 행동하는 경우도 있고 아무리 무뚝뚝한 사람이더라도 어떤 때는 자상한 면을 드러내는 법이다. 그런데도 왜 당신은 한쪽만을 보고 가끔 예의 없이 행동하거나 무뚝뚝하게 말했을 때를 기준으로 삼아 자신을 미워하는가.

다시 한번 생각해 보라. 어쩌면 당신은 무례하고 경솔하게 말했던 그 파티 석상에서 멋진 행동을 보여주었을 수도 있다. 손님들이 차에서 내릴 때 차문을 열어 주었거나 자리에 앉는 것을 도와주었을지 모른다. 손님 접대에 바쁜 아내를 대신하여 아기를 돌봐주었을 수도 있다. 겨우 그 정도를 가지고 의기양양할 수 있느냐고 반문하는 이도 있을 것이다. 하지만 아기를 돌보던 보모가 밤늦게 집으로 돌아갈 때 어두운 밤거리를, 그것도 2마일이나 떨어진 밤길을 혼자 가게 했다고 생각해 보라. 대수롭지 않은 일이지만 하찮고 사소한 것에서 당신은 괴로울 수 있다는 점을 잊지 마라.

당신이 좋지 못한 행동을 한 것 때문에 자신을 나쁜 사람으로 여긴다면 좋은 행동을 한 것에 대해서는 어떻게 생각하는가. 왜 좋은 행동을 한 것에 대해서는 주의를 기울이지 않는가. 아니 좋은 행동을 한 자신을 왜 좋아하지 않는가.

당신이 예의바른 사람인지 아닌지를 알고 싶다면 매일 점수를 매겨 보라. 아마도 실수보다는 남한테 친절했던 게 더 많다는 것을 알게 될 것이다. 내가 강조하는 점은 예의바르게 행동했을 때는 그에 대해 별로 관심을 두지 않으면서 왜 잘못된 행동을 했을 때만을 부각시키고 주의를 기울이고 자신에게 화를 내는가 하는 점이다.

행동으로 자신을 평가하는 것이 잘못이라는 또 하나의 근거는 한두 가지 잘못으로 전체를 평가한다는 것이 불가능하다는 사실이다. 한마디로 장님이 코끼리를 만지는 것이나 다름없다.

어찌 몇 번 좋지 않은 행동을 했다고 해서 나쁜 사람으로 단정할 수 있단 말인가.

어느 날 당신이 몹시 언짢은 상태에서 술을 마시고 아내와 다퉜다고 하자. 그래도 당신은 이튿날이면 가족들을 위해 열심히 일할 것이다. 당신은 화가 난다고 하여 길거리에서 누군가에게 총을 겨누지도 않았다. 직장에서 성실히 일하고 주말이면 빠짐없이 교회에 간다. 물론 시력이 나쁘거나 말을 더듬을지 모른다. 그러나 술을 마시고 아내와 다퉜다고 해서 '나는 못되고 나쁜 사람이야'라고 평가할 수 있을까.

지붕이 샌다고 해서 집 자체가 쓸모없는 것은 아니다. 타이어에 바람이 빠졌다고 해서 차를 버리는 사람은 없을 것이다. 누구든지 지붕에서 비가 새면 지붕을 수리할 것이고 타이어에 바람을 빠졌으면 바람을 보충할 것이다.

부분과 전체는 구분되어야 한다. 부분을 가지고 전체를 설명해서도 안 되지만 전체를 묘사하기 위해 부분이 사용되어서도 안 된다. 우리도 마찬가지이다. 누구나 남들보다 모자란 부분을 한두 가지씩 갖고 있다. 길눈이 어두운 사람도 있고 잘 기억하지 못하거나 말을 잘 못하는 사람도 있다. 성질이 급하거나 느린 사람도 있다. 당신에게 좋지 않은 점이 있다고 해서 당신이 좋은 사람이 아니라고 믿는 것은 착각이다.

설사 당신의 행동이 당신의 생각과 일치한다고 하자. '내가 하는 짓은 꼭 어린애 같아' 라고 생각하고 어린아이처럼 행동한다고 해도 당신은 결코 어린아이가 아니다.

당신이 아끼는 소파에 아기가 토해서 더럽혔다고 하자. 이때 당신은 아기에 대한 사랑과 소파가 더럽혀진 것을 똑같은 비중으로 판단할까. 그렇지 않을 것이다. 아기가 보채서 당신이 하루 종일 힘들다고 해도 아기를 미워한다고 말하지 않을 것이다. 만일 밉다고 말한다면 무식하고 불만투성이의 부모, 게다가 아이를 신경질적인 아이로 키울 것이 틀림없다.

대부분의 부모들은 아이가 떠들고 집안을 어지럽히고 싸워도 그것만으로 아이를 평가하지 않는다. 으레 그러려니 하거나 그러면서 크는 것이라고 하여 대수롭지 않게 여긴다. 정신적, 육체적으로 미성숙한 아이의 행동과 아이 자체를 구분하여 판단하기 때문이다. 설령 당신이 힘들어서 쉬고 싶은데 아이가 보채는 바람에 짜증을 내더라도 당신에게는 여전히 아이를 사랑하는 마음이 자리잡고 있다.

네번째 이야기

자신을 불쌍하게 여기지 마라

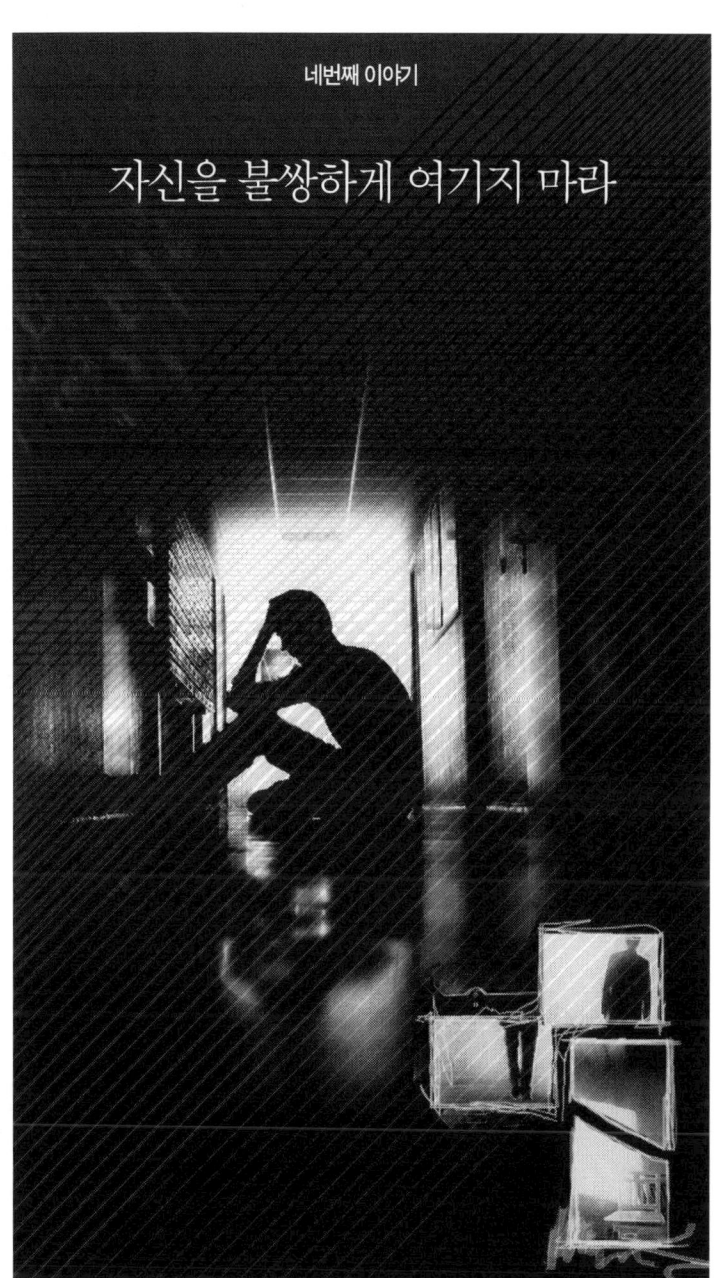

당신은 자신을 불쌍하게 여기거나 불만족스럽다고 여긴 적이 있는가. 그렇다면 자기연민과 같은 우울의 두 번째 원인에 아주 익숙한 상태라고 생각하라. 이상하게 들리겠지만 자기연민은 죄책감 못지않게 나쁜 결과를 가져올 수 있다.

이 두 가지는 낮과 밤처럼 완전히 다른 것으로 생각하기 쉽지만 결과는 똑같다. 다만 죄책감으로 나타나는 극단적인 우울이 자기연민 또는 타인연민으로 나타나는 우울과 다를 뿐이다. 극단적인 죄책감은 때때로 칼이나 레이저 칼, 담배 등으로 자해를 시도하게 만든다.

당신이 자기연민에 빠진 것이 아닌가 생각되면 이제라도 정면으로 맞서 보라. 상당히 많은 사람들이 자기연민에 빠진 것에 대해 죄책감을 느끼고 자신의 역동성을 알아채지 못하고 있다. 나 역시 삶에 대한 미숙함, 타인을 유치하게 조작하는 것, 그리고 신경질적인 여자의 특성 등이 왜 자기연민과 연관되는지에 대해 주의 깊게 살피고 있다.

자기연민에 빠진 게 아닌가 싶으면

만일 당신이 자기 자신한테 뭔가 불만이 있어서 하루 종일 시무룩하다면 자기연민에 빠진 것이 아닌지 의심해 볼 필요가 있다. 어쩌면 당신은 자신을 탓하거나 마음이 상했을 때 자신을 동정하고 있음을 확신하고 있을지 모른다. 먹기 싫은 약을 억지로 삼킨다는 게 얼마나 고통스러운가. 그렇지 않다고 우긴다면 당신은 얻을 게 하나도 없다. 전문가를 찾아가 상담하더라도 시간만 낭비할 것이다.

한 젊은 여성을 예를 들어보자. 그녀는 반년 사이에 사랑하는 약혼자와 친동생을 잃었다. 두 사람이 왜 죽었는지는 중요하지 않다. 문제는 이 사건으로 고통받던 그녀가 심각한 우울에 빠졌다는 점이다. 그러면서 그녀는 자신이 자기연민에 빠져 있다는 것을 철저하게 부정했다.

그녀는 비교적 진지한 태도로 살아왔다고 자부하고 있었다. 사람들에게 친절하고 자애롭게 대했으며 누구에게도 해코지를 한 적이 없는 모범적인 삶이라고 믿고 있었다. 이처럼 착하게 살아가는 여성에게 왜 불행한 일이 일어났는지는 하느님만이 알 수 있는 일이다.

나는 그녀가 힘들어하는 것은 당연하다고 생각한다. 누구든지 가까운 사람이 죽으면 자기 탓처럼 느껴져 우울할 수 있다. 그러나 인생에는 예기치 못한 일들이 일어나는 법이다. 모순과 고통을 겪으면서 희로애락의 감정을 경험하는 게 인생이다. 불필요하고 부적절한 감정일지라도 가질 수밖에 없는 경우가 많나. 그런 점에서 볼 때 그녀가 죄의식을 느끼고 깊은 절망감에 빠질 이유는 하나도 없다.

나는 그녀에게 본인이 심각한 자기연민에 빠져 있다는 것을 인정해야 한다고 말했다. 뚜렷하게 의식하지는 못하지만 왜 하필이면 내게 그런 불행한 일이 닥쳤나 하면서 자신에게 유감을 느꼈을 것이다. 두 사람의 죽음에 대한 안타까움과 원통함이 머릿속에서 떠나지 않았을 것이고 두 사람에게 진작 많은 관심을 가졌더라면 죽지 않았을 텐데 하여 자신에게도 책임이 있다는 죄책감을 가졌을 것이다. 그런데도 그녀는 자기연민에 빠졌다는 것을 아주 강하게 부인했다.

일찍이 나는 그녀처럼 비의지적으로 지독한 자기연민에 빠진 사람을 본 적이 없었다. 물론 그녀처럼 심각한 상황에 빠지는 경우는 드물다. 그러나 크든 작든 자기연민에 빠지기 시작하면 점점 나약해지는 것만은 분명하다. 자기연민이 당신을 얼마나 나약하게 만드는지를 잘 모르겠거나 '설마 그럴 리가'라고 생각한다면 앞으로 내가 말하는 내용을 보다 주의 깊게 읽어보라. 다 읽고나서는 내 말이 옳다는 것을 알 것이다.

자기연민을 가져오는 것

자기연민의 감정을 이해하려면 그 감정이 나타나기 직전에 당신이 어떤 생각을 하고 있었는지를 자문자답해야 한다. 그리고 떠오르는 많은 생각 가운데 핵심적인 것과 그렇지 않은 것을 가려내야 한다. 그러면 세상을 살면서 부딪쳤던 사건들에 대해 어떻게 접근했는지를 보여주는 원칙이 도출된다. 그것은 크게 보아 다음의 두 가지로 요약된다.

(1) 나는 당면한 문제를 내 방식대로 해결하기를 원한다.
(2) 만약 내 방식대로 안 된다면 두렵다.

첫 번째 생각은 합리적인 생각이며 당신에게 심각한 해를 끼치지 않는다. 당신이 원하고 요구하고 좋아하고 희망하는 것들이 이루어지지 않는다고 해도 당신은 낭패를 보지 않을 것이다. 어느 정도 아쉬움은 남을 것이다. 그러나 아쉽다고 해서 해가 되는 것은 아니다.

생각해 보라. 당신은 혹 대통령이 되기를 꿈꾸지 않았는가. 인기 있는 영화 배우나 가수, 위대한 작가, 세계 챔피언 등 유명한 인물이 되기를 바라지 않았는가. 그런데 이루어지지 않았다고 해서 실망한 적이 있는가. 대부분의 사람들은 처음부터 실현 가능성이 희박하다고 생각했을 테지만 그래도 한때 자신을 기쁘게 해 준 꿈이었던 것은 틀림없다. 그 꿈이 이루어지지 않았다고 해서 크게 실망하지도 않을 것이다.

그러나 꼭 바라는 대로 되어야 한다고 고집하거나 꿈이 이루어지지 않으면 인생의 종말이라 믿을 때, 그리고 사소하게는 지역 PTA(교사-학부모연합회) 임원으로 선출되지 않았다고 하여 극도로 두려움을 느낄 때 자기연민에 빠져들기 시작한다.

이것은 대단히 중요한 문제이다. 꼭 이해하고 넘어가야 한다. 생각해 보라. 세상을 살아가는데 얼마나 많은 것들이 필요하다고 생각하는가. 곰곰이 생각하면 그렇게 많은 게 필요한 것은 아니다. 먹을 것과 입을 것, 그리고 잠잘 곳만 있으면 된다. 폼 나게 살자면 이것 말고 더 많은 것이 있어야겠지만 필수적인 요소는 아니다. 예컨대 친구를 사귀는 것은 좋은 일이지만 은둔자처럼 지낸다고 해서 죽는 것은 아니다. 친구를 잃는다고 해서 죽지도 않는다. 하지만 당신에게 먹을 것을 팔고 잠잘 곳을 빌려줄 사람과 떨어져서는 죽을 수도 있다.

여기서 당신이 주목해야 할 점이 있다. 그들은 결코 당신을 미워하지 않으며 해롭게 하거나 필요한 것을 팔지 않는 행동을 하지 않는다는 점이다. 따라서 당신이 진짜 신경써야 할 것은 사람들의 사랑이 아니라 미움이다.

다음으로 내 방식대로 안 되면 두렵다는 두 번째 생각은 살 필요조차 없다고 느끼는 것이나 다름없다. 이것은 사랑했거나 혹은 잘 모르는 사람들 때문에 만족했던 일들을 떠올리지 않아서 나타난다. 당신은 가족이나 친구, 때로는 나라를 위해 목숨을 건 행동을 한 적이 있는가. 물에 빠졌거나 불이 나서 도움을 청하는 사람을 구하려고 뛰어든 적이 있는가. 수많은 영웅적 행동은 자기 생명을 소중하게 여기지 않고 위험을 무릅쓴 사람들에 의해 이루어져 왔다. 만일 이들과 달리 자기 방식만을 고집

한다면 당신은 우울하거나 두렵다고 생각했을 수도 있다. 왜냐하면 직장을 잃거나 암 선고 같은 것을 받았을 때 무조건 이젠 모든 게 끝이라고 단정 짓기 때문이다.

슬픔과 비극을 구분하라

어떤 신념이 자기연민을 가져오는지를 파악하는 또 하나의 방법은 사건을 어떤 시각으로 바라보는가 하는 점이다. 똑같은 사건을 놓고 어떤 사람은 슬픈 것으로, 어떤 사람은 비극적인 것으로 여길 때 왜 차이가 나는지를 살펴보라. 내가 보기에 인생에서 슬픈 사건은 많지만 비극이라고 여길 만한 일은 많지 않다. 특히 그 차이점을 안다면 비극이라고 생각되는 것은 정말 극소수이다.

애잔한 슬픔이든 절망적인 슬픔이든 슬픈 사건은 후회와 실망감을 가져다준다. 그렇다고 해서 슬픔이 황폐한 감정은 아니다. 우리는 누구나 슬픈 사건을 경험하지만 슬프다는 감정은 그리 오래가지 않는다. 그러나 비극적인 사건은 다르다. 자신이 치명타를 입고 파국으로 내달린다고 믿는다면 어떤 사건이든 냉정하게 대처할 수가 없다.

자기연민에서 오는 대부분의 우울한 감정은 슬픈 사건이나 비극적인 사건에 부닥쳤을 때 당황하기 때문에 일어난다. 두려울뿐더러 참기 힘들다고 믿기 때문이다. 하지만 생각해 보라. 과연 두렵고 참기 힘들다는 생각이 진실한가. 두렵다는 증거가 어디에 있는가. 누가 두려워해야 한다고 말해 주었는가. 누군가 좋은 뜻으로 당신한테 해 준 동정 어린 말에 귀를 기울인 것이 아니라면, 그리고 당신 자신의 순간적인 판단에 깊이 빠져든 것이 아니라면 그렇게 믿었을까.

이제라도 당신은 참을 수 없다든지 두렵다든지 하는 생각의 대부분이 잘못이었음을 자신에게 말해 줘야 한다. 어쩌면 그렇게 생각했던 것의 99퍼센트가 그렇지 않을 것이다. 우리가 살면서 부닥치는 큰 사건이라 해도 후회는 될지언정 두려운 것은 아니다. 실망감을 느낄 뿐 파멸이라 여길 정도는 아니다. 슬픈 사건이지 비극은 아닌 것이다.

어떤 일이든 당신이 두렵고 비극이라고 여긴다면 우울하고 슬퍼질 것이다. 그러나 그냥 후회가 된다거나 실망스럽다거나 슬프다고 여긴다면 잠깐 동안 힘들어하다가 곧 평소의 생활 리듬을 되찾을 것이다.

사귀던 여자한테 헤어지자는 말을 듣고 혼란스러워서 나를 찾아온 짐이란 청년을 예로 들어보자. 그는 여자로부터 그만 만나자는 말을 듣는 순간 세상의 종말이 온 것 같다고 했다. 그때부터 어떻게 하면 그녀의 마음을 되돌려 놓을 수 있는지를 고민하느라고 잠을 이룰 수가 없었다. 그녀의 사랑을 되찾지 못한다면 차라리 죽는 게 낫다는 생각까지 들었다고 했다.

어느 날 갑자기 사귀던 여자한테 헤어지자는 말을 듣는 것은 대단히 큰 사건임에 틀림없다. 누구든지 충격을 받을 것이고 얼마간은 우울하고 힘든 날을 보낼 것이다. 그러나 이 또한 생각하기 나름이다. 좋아하는 사람한테 속된 말로 딱지를 맞았다고 해서 두려워하고 참지 못해 죽을 생각까지 떠올리는 것은 아무래도 도가 지나치다. 나는 그가 어떻게 자기연민에 빠졌으며 우울과 두려움, 실망감 등을 이겨내려면 무엇을 해야 하는지를 설명해 주었다.

"짐, 자기 자신이 그렇게 비참하다고 느끼는 진짜 이유는 무엇일까요? 내가 보기엔 여자 친구가 헤어지자고 말했기 때문이 아닌 것 같은데…. 오히려 당신이 거절당했다는 것 자체를 두려워하는 것이 아닐까요?"

"글쎄요. 하지만 중요한 것은 그녀의 마음을 돌려놓는 일이에요. 어떻게 해야 좋을지 고민하고 있어요."

"내가 당신이라도 기분은 엉망진창일 거예요. 그런데 문제는 여자 친구의 말 때문이 아니라 그녀의 사랑을 갖지 못하면 두렵고 참을 수 없다고 생각하는 것 자체가 문제예요. 당신은 옛날로 돌아가고 싶겠지만 현실을 인정해야 해요. 그냥 슬픈 일이라고 생각하세요. 이별은 슬플 뿐 그 이상도 이하도 아니에요. 그 대신 그녀와 사귀었을 때의 일을 떠올려 보세요. 분명 좋은 느낌이 들 거예요. 한때 좋은 느낌을 가졌는데 지금 그렇지 못한 것은 슬픈 일이라고 생각하세요. 지금처럼 여자한테 차였다는 점만 의식하여 '이건 공평치 못하다, 그녀의 마음을 되돌리려면 뭔가 해야 한다'는 생각에 젖어 있으면 자기연민에 빠지게 됩니다. 그런 생각들은 결국에는 '아이고, 불쌍한 나'라고 말하게 되어 상처를 줄 뿐이에요."

"그녀한테 나의 진면목을 보여주지도 못했는데 이런 일을 겪는 것은 불공평하잖아요?"

"그래요, 공평하지 않아요. 하지만 그것이 왜 문제가 된다고 생각하세요. 당신한테 일어났기 때문인가요? 당신 뜻대로 되지 않았다고 해서 불공평하다고 여기나요? 아니 그런다고 이 세상의 종말이 오나요. 왜 당신은 그녀와 사귀었던 지난날을 즐거운 추억으로 삼을 생각을 하지 않나요. 지금처럼 그녀로부터 버림을 받았다는 점에 연연해하지 않는다면 훨씬 편안하게 지낼 수 있을 겁니다."

그를 납득시키기는 쉽지 않았다. 나는 두더지가 파 놓은 흙덩이가 어떻게 해서 거대한 산을 만드는지를 이해시키는데 대부분의 시간을 보냈다. 하지만 일주일 후 다시 만났을 때 그는 확연히 달라져 있었다. 나는 그 모습을 보면서 슬픔과 비극을 가져오는 사건 자체는 다르지 않다는 것을 다시 한번 확신했다. 그 뒤 자기연민에서 벗어난 그는 다른 여자와 데이트를 하고 있다고 전해 왔다. 짐이란 청년이야말로 자기연민에 빠진 젊은이들의 정신 건강에 좋은 교훈을 준 사례이다.

불안은 좌절보다 더 해롭다

내 인생에 좌절은 없다고 말하는 사람들이 있다. 이 말은 좌절을 극복해 낸다는 뜻이지 좌절을 겪지 않는다는 말이 아니다. 인생이란 그 자체가 끊임없는 좌절의 연속이다. 인생을 사업이라고 할 때 노련한 프로들이 좌절에서 벗어나려고 필사적으로 애쓰지 않는 것도 이 때문이다. 좌절 없이는 전진할 수도 없다. 아무리 유능하고 똑똑해도 모든 것을 자기 뜻과 자기 방식대로 할 수는 없다.

사람들은 좌절을 겪을 때 처음에는 별로 불안해하지 않으면서 대응하여 좌절을 줄인다. 이때 자신이 갖고 있는 문제를 제거하거나 화를 내지 않으면 무척 다행스런 일이다. 자신을 혼란에 빠뜨리는 어떤 것도 갖지 않을 것이기 때문이다. 이런 사람들은 크게 실패한다고 해도 좌절로 불안하지 않을 것이기에 이성적으로 행복한 사람이 될 수 있다.

그렇다고 해서 불안하지 않기 위해 좌절하지 말아야지 하고 애쓸 필요는 없다. 세상에서 좌절을 겪지 않는 사람은 없기 때문이다. 있다면 무덤에 있을 뿐이다. 누구든지 질병, 세금, 죽음보다 더한 좌절의 불쾌함을 피해 갈 수는 없다. 산다는 것 자체가 좌절을 겪는다는 것을 의미한다. 좌절을 겪지 말라는 것은 죽으라는 것과 같다. 그러므로 우리는 살면서 끊임없이 찾아오는 좌절이란 고통을 가졌음에 만족해하는 마음 자세를 갖는 게 바람직하다.

좌절과 불안을 분간할 줄도 알아야 한다. 그렇지 않으면 두 가지 점에서 큰 상처를 입게 된다. 하나는 좌절이란 고통에 불안까지 가중됨으로써 문제를 더욱 악화시킬 것이며 다른 하나는 불안에 허덕이다가 그만 좌절을 이겨내는 방법을 알아 내지 못하게 된다.

이 두 가지의 늪에 빠져 허덕이다가 끝내 학교까지 중퇴하고 만 프레드란 대학생의 경우를 보자. 그는 학교에서 친구들로부터 별로 주목받지 못한 학생이었다. 오히려 무시당하기 일쑤였고 왕따를 당했다. 자연히 의기소침해진 그는 자신이 정말 그렇게 인기 없고 별 볼일 없는 인간인가 하는 자괴심에 빠졌다. 심한 좌절을 겪으면서 자기의 존재가치에 대한 회의감마저 들었다. 마침내 이성을 잃어버린 그는 약물을 과다 복용하여 병원으로 실려 갔다. 그 바람에 사람들의 입방아에 오르내렸고 학교에서 화제의 주인공이 되었다. 좋지 않은 일이었지만 어쨌든 남한테 주목받는 인물이 된 것이다.

시간이 지나면서 사건이 차츰 잊혀져 가자 그는 옛날처럼 사람들의 관심에서 멀어졌다. 또다시 좌절에 빠진 그는 한동안 학교에 나오지 않았다. 어느 날 집 근처에서 술 마시고 싸움을 벌이는 바람에 경찰에 체포되었다. 그의 이름이 뉴스에 방영되자 교내에서는 온통 그에 관한 이야기뿐이었다. 학교의 명예를 더럽혔으니 제적시켜야 한다는 의견이 많았고 동정하거나 이해하려는 사람들은 거의 없었다.

사건이 크지 않았던 탓인지 그는 곧 풀려 났다. 그러나 학교로 돌아온 그는 자신에 대한 사람들의 이목이 전보다 훨씬 나빠졌음을 눈치 챘다. 친구들은 그를 괴짜로 취급하여 말조차 나누려 하지 않았다. 완전히 열외 인물로 취급당했다. 그제야 그는 자신의 정신 상태에 대해 뭔가 치료를 받아야겠다는 생각이 들어 나를 찾아온 것이다. 외롭고 우울해서가 아니라 학교생활이나 자신의 인생에 더 이상 피해를 줘서는 안 되겠다는 생각이 들었기 때문이었다.

프레드란 학생의 예를 보면서 당신은 어떤 점을 발견했는가. 좌절과 불안을 구분하지 못하면 어떤 결과가 온다는 것, 좌절보다 불안이 더 나쁘다는 것을 알았다면 문제의 핵심을 제대로 짚은 것이다.

그에게 능력이 있어서 친구들로부터 좋은 평판을 듣고 리더십을 인정받았다면 불행한 일은 애당초 일어나지 않았을 것이다. 그러나 그럴 만한 능력이나 재주가 없으면서 인기 있는 사람이 되고 싶은데 무관심의 대상이 된다면 참기 힘들 것이고 당연히 좌절할 수밖에 없다. 프레드는 자신을 해침으로써 상황을 반전시키려 했지만 결과는 더욱 나빠졌다. 이처럼 신경증적인 것에 시달리면 상황이 얼마나 악화되는지를 알아차리기 힘들다. 불안을 없애기 위해 도전적인 행동을 하더라도 마지막에 가서는 좌절하는 것 이상으로 나쁜 결과만을 가져온다.

그릇된 비난에 잘 대처하라

누구나 자기를 비난하거나 분별없는 말을 들으면 화나고 짜증나고 우울하다. 모욕을 당한 것 같아 불쾌하다. 그것만 생각하면 밥맛도 없고 잠도 잘 오지 않는다. 그렇다면 그런 말을 듣더라도 유머러스하게 받아넘기면서 평상심을 유지하고 우울해하지 않으려면 어떻게 해야 할까. 두 가지 점에 대해 스스로 자문해 보는 게 현명하다.

먼저 상대방의 말이 사실인지 거짓인지를 따진다. 만약 사실이라고 해도 죄의식을 느끼고 자신을 비난해서는 안 된다. 왜냐하면 당신은 인간으로서 실수할 권리를 갖고 있기 때문이다. 예컨대 파티에서 당신이 남편 아닌 다른 남자와 춤췄다고 하자. 이 모습을 본 남편이 벌컥 화를 내면서 당신에게 바람둥이처럼 보인다고 했다. 당신은 분위기에 맞춰 손님들과 어울린 것뿐인데 남편은 바람을 피우는 것으로 여긴 것이다. 이때 당신은 오해받았다는 생각에 앞서 남편 입장에서 생각해 보고 그의 말이 옳은지 그른지를 따져 봐야 한다.

만일 남편의 말이 옳다고 하면 다행스런 일이다. 왜냐하면 변화의 가능성이 있기 때문이다. 당신은 남편에게 바람둥이처럼 보이고 싶지 않을 것이므로 행동을 조심할 것이 아닌가. 오히려 기뻐해야 할 것이다. 입장을 바꿔서 생각해 보라. 파티에서 남편이 다른 여자와 춤췄다면 당신의 심기 또한 불편했을 것이 아닌가. 남편도 마찬가지임을 인정해야 한다. 그러나 당신이 분위기에 맞춰 행동했다는 것만으로 나쁜 사람이 되는 게 아니라는 점은 확실히 짚고 넘어가야 한다. 의기소침하지 말고 왜 바람둥이로 오해받게 되었는지에 주목하라.

이번에는 전혀 사실이 아닌데 남편이 괜한 트집을 잡은 것이라고 하자. 이때도 당신은 혼란스러워 해야 할 이유가 하나도 없다. 남편이 당신과 다른 생각을 가졌을 뿐이라고만 여기면 그만이다. 생각이 다른 사람에게 짜증 내고 화낼 이유가 없지 않은가. 자신에게 다음과 같이 말해 보라.

'남편이 저렇게까지 신경증적으로 화를 내는 것을 보면 정말 불쌍한 사람이야. 다른 남자와 춤추는 것조차 싫어하는 이유는 무엇일까. 질투심일까, 열등감일까, 아니면 독점력이 강한 탓일까. 어쩌면 자기 아내를 지킬 만한 자신이 없어서 두려워하는 것인지도 몰라. 분명 사랑에 대한 확신이 없는 거야. 나는 전혀 그럴 마음이 없는데 바람둥이 같다고 생각한다면 내가 남편한테 해 줄 것은 하나도 없지 않은가. 내가 어떻게 하든 그는 자기 생각대로 할 테니까.'

비난이 차이를 만드는 것은 아니다. 이 점을 마음속에 뚜렷하게 새긴다면 상대방이 아무리 비난조로 말하더라도 친절하고 자연스럽게 대할 수 있다. 이 말은 또 누구도 당신을 모욕할 수 없다는 것을 뜻한다. 모욕이란 자기 자신에게 하는 것이지 타인에 의해 행해지는 것이 아니다. 그것은 단지 의견 제시일 뿐이다. 상대방이 어떤 말을 했느냐가 중요한 게 아니라 그 말이 진실인지 거짓인지를 자신에게 물어보고 그에 따라 어떻게 반응할 것인지를 결정하라. 또 관점이 다른 상대방의 견해를 어떻게 다룰 것인가를 고려하라.

또다른 젊은 부인을 예로 들어보자. 그녀는 남편이 동행한 파티 석상에서 어떤 남자가 프러포즈를 해오는 바람에 기분이 나빴다고 한다. 화가 난 남편이 그 남자와 말다툼까지 하는 바람에 파티 분위기가 엉망이 되었다고 한다.

이야기를 들은 나는 기분이 나쁘고 화낼 필요가 없었는데 괜히 그랬다고 했다. 우선 그녀는 그 남자가 프러포즈를 하고 싶은 유일한 여자가 아닐지 모른다. 별 생각 없이 많은 여인들한테 그런 유혹의 손길을 보낼 가능성이 높다. 그렇다면 그 남자는 노골적으로 모욕을 주려고 한 것일까. 하지만 모욕당한 쪽은 오히려 어리석은 행동을 한 그 남자이고 그 바람에 그는 외톨이가 되고 말았다.

결국 그녀는 기분이 나쁘다고 판단하기 전에 상처받은 그 남자를 동정하고 감싸 안는 마음을 가졌다면 더욱 좋지 않았을까. 좀더 분별력이 있었더라면 "고맙습니다만 사양하겠습니다"라거나 "저보다 더 멋진 여자를 만나시기를 바라요"라고 말했어야 했다. 그랬다면 프러포즈를 한 남자도 어색하지 않았을 것이고 남편 또한 기분이 좋았을 것이다. 뭇 남성들로부터 인기 있는 여자를 아내로 두고 있다는 것은 행복한 고민이 아니겠는가.

배우자에게 실망하지 않으려면

일반적으로 배우자의 불륜을 알고 난 사람들의 반응은 두 가지이다. 외도를 힐책하고 스스로 죄책감에 시달리는 경우와 배신당한 자신에 대해 연민을 느끼는 경우이다. 그 어느 쪽이든 분노, 원망, 실망감, 쓰라림 등이 뒤따른다. 그러나 어느 경우이건 자신이 어리석었음을 알아야 한다.

먼저 당신은 순간적인 유혹이나 충동에 대해 자신을 절제할 줄 알며 흔들리지 않는 굳은 의지력을 갖고 있다는 점을 자랑스럽게 여겨라. 불륜을 저지른 배우자가 그렇게 하지 못했다는 점에서 당신의 자기 통제력은 대단히 돋보인다. 오히려 유혹에 약한 배우자가 가여울 뿐이다.

생각해 보라. 요즘과 같이 도처에 혼외정사의 함정이 도사리고 결혼과 가정에 대한 가치관이 변하는 환경에서 원칙과 정통을 고수한다는 것이 얼마나 힘든 일인가. 어떠한 경우라도 항시 사랑하고 존중하며 일생 신의를 지키고 진실한 남편 또는 아내로서의 도리를 다하겠다는 혼인 서약을 제대로 지키려면 꿋꿋한 의지력이 필요한데 대부분의 사람들은 그렇지 못하다. 그런 점에서 당신은 혼인 서약을 지키려는 신중함과 함께 믿음을 보여준 셈이다.

혹 불륜을 저지른 배우자가 당신 곁으로 돌아와서 '당신이 나를 위해 혼자 애쓰는 게 안타까웠다' '다른 사람의 품에 있도록 내버려둔 것은 당신의 실수였다'는 등 변명을 늘어놓으면 허튼소리라고 여기고 마음속에 담아 두지 마라.

어쩌면 당신은 평소 배우자의 불평이나 불만에 대해 나름대로 대응 카드를 준비하고 있었을지 모른다. 그 카드에는 상대방이 결점투성이의 인물로 그려져 있을 것이다. 중요한 것은 당신이 그 카드를 사용하지 않았다는 점이다. 대개는 배우자가 불륜를 저질렀을 때 자신을 위한 변명 또는 위로용으로 카드를 사용하는데 당신은 그렇게 하지 않았다. 이 같은 대응 방식을 잘 적용하면 당신은 자기 자신에게 만족하고 상대방에게 동정을 느낄 수 있다. 당신이 완벽한 배우자를 원하지 않거나 배우자가 불륜을 저질렀을 때 하늘이 무너지는 것 같다고 여기지 않는다면 실망할 필요가 없다. 선택은 당신의 몫이다.

최근 상담한 부부의 예를 보자. 처음에는 부인이 혼자 찾아왔다. 그녀는 남편의 무관심으로 속을 끓이다가 심각한 우울증을 앓았다. 남편이 바람을 피우는지 불륜을 저질렀는지는 확실치 않다. 다만 아내보다 다른 여자에게 관심이 많다는 게 그녀를 짜증나고 화나게 만들었다. 부부 동반으로 파티에 참석하더라도 남편은 다른 여자들과 노닥거리느라고 아내한테 눈길 한번 주지 않는다. 그녀는 남편의 사랑이 식었고 그것은 본인이 부족하기 때문이라고 생각하여 자신을 무섭게 질책했고 그 바람에 우울증에 빠진 것이다.

설명을 듣고 보니 남편은 배우자로서의 자리를 완전히 일탈한 상태였다. 그녀가 자책감을 느낄 하등의 이유가 없었다. 나는 그녀에게 남편은 하찮은 사람이며 그런 남자 곁에 오랫동안 머물 이유가 없다고 말했다.

며칠 후 그녀는 남편과 함께 찾아왔다. 나는 남편에게 똑같은 말을 해주면서 혹 아내에 대한 불만이나 불평이 있는지를 물었다. 그는 잠시 골똘히 생각하더니만 특별한 게 없다고 답했다. 결국 두 사람은 이혼하기로 합의했다. 놀라운 사실은 이혼에 대한 이야기를 나눈 것이 남편으로서는 결혼 후 처음으로 아내와 솔직한 대화를 나눴다는 점이다. 그 동안 남편이 원했던 것은 잔소리 하지 않는 가정부와 요리사였던 것이다.

신경증은 자주 실수를 만든다

자신을 동정하는 습관으로 생긴 우울에서 벗어나고 싶다면 어떻게 할까. 많은 사람들이 다양한 방법으로 변화를 유도하는 행동을 하는데 대부분의 경우 처음에는 달라진 것 같지만 시간이 지나면 종전과 똑같이 행동을 한다. 당신도 그런 경우가 있을 것이다. 한동안 화를 내지 않아서 이젠 문제점을 완전히 극복했다고 생각했었는데 또다시 화를 내고 말아 짜증 난 적이 있었을 것이다.

당신의 자녀에게 도벽이 있다고 하자. 가끔 엄마나 아빠의 지갑에서 몰래 돈을 꺼내거나 상점에서 물건을 슬쩍 훔치는 버릇이 있다고 하자. 물론 당신은 그때마다 야단을 쳤을 것이다. 아이가 장난삼아 그랬다고 해도 혹 습관성 도벽으로 번질까 걱정했을 것이다.

그런데 한동안 아이가 도둑질을 하지 않는다면 당신은 어떻게 생각할 것인가. 이젠 괜찮다고 하면서 안심해도 좋을까. 그 아이와 만난 적은 없지만 안심하기에는 좀 이르지 않을까 생각한다. 품행장애의 원인이 어디에 있는지를 분석해 봐야겠지만 절박한 압박감이 다시 찾아온다면 예전처럼 도둑질을 할 가능성이 높다. 그래서 한동안 안 하던 짓을 또다시 되풀이할 때 많은 사람들이 절망하여 포기한다.

사고는 행동에 비례하여 작용하는 법이다. 합리적으로 생각하는 버릇을 들이지 않으면 감상적이 될 수밖에 없다. 그래서 치료받은 알코올 중독자가 다시 술을 마시고 한동안 도벽이 사라졌던 사람이 또다시 도둑질을 하는 것이다. 당신 또한 거의 일년간 우울하지 않았고 우울해지지 않도록 지내는 방법을 알면서도 또다시 우울에 빠질 가능성이 높다. 경계를 게을리 할 때 문제가 생기고 옛날로 되돌아간다.

다이어트도 마찬가지이다. 몸무게를 줄일 수 있는 방법을 잘 알면서도 실패하는 사람들이 많은데 그들이 내리는 결론은 무엇일까. 다이어트는 실패하기 마련이고 사람이 유혹과 끊임없이 싸우는 것은 별로 가치 없는 일이라고 할까. 결코 그렇지 않다. 시작할 때는 마음을 독하게 먹지만 시간이 지나면서 운동을 거르거나 음식의 유혹을 이기지 못하는 경우가 대부분이다. 실수하거나 마음의 평정을 잃었기 때문이다.

실수를 줄이고 평정을 유지하려면 우선 자기 자신을 잘 관찰해야 한다. 그러면 화났거나 우울하거나 두려워하고 있음을 알게 된다. 그리힌 기분을 떨쳐 버리려면 예전에 평정을 찾기 위해 했던 일을 해야 한다.

실수란 다만 두려운 것일 뿐 아무 것도 할 수 없다는 것을 뜻하는 것이 아니다. 따라서 실수를 반복하더라도 그 빈도와 지속 기간, 그리고 맹렬성이란 세 가지 관점에서 살펴보면 달라진 것이 있을 것이다.

예컨대 전엔 매일같이 아주 사소한 일로 다퉜는데 요즘에는 일주일에 한 번 정도 싸운다면 그 빈도면에서 의미 있는 소득이 있는 것이다. 기뻐해도 좋다. 다음으로 전엔 밤새도록 다퉜는데 지금은 한 시간 정도로 끝낸다면 지속 기간에서 소득이 있는 것이다. 역시 기뻐해도 좋다. 마지막으로 전엔 손찌검까지 오고갔지만 지금은 값싼 컵이나 그릇 같은 것을 던진다면 격렬함에서 소득이 있는 셈이므로 기뻐해도 좋다.

일찍이 프로이트는 인간의 미친 행동에 대해 언급하기를, 유년 시절의 무의식 속에 잠재되어 있다고 추정되는 기억들을 들춰내면 자동적으로 멈출 것이라고 주장했다. 그러나 내가 보기에 그러한 행동은 한순간에 사라지는 사람도 있겠지만 대부분은 서서히 줄어든다.

당신을 속상하게 만드는 사람들, 예컨대 배우자나 자녀가 한순간에 새사람으로 거듭 태어나기를 기대한다면 분명 슬프고 비극적인 이야기로 들릴 것이다. 아니 처음부터 그러한 것을 기대하는 게 잘못이다. 배우자를 새사람으로 만들기 위한 번득이는 아이디어를 기대하거나 자녀가 어느 날 새사람으로 다시 태어나기를 기대한다면 좌절할 수밖에 없다는 점을 잊지 마라.

자기연민은 강력한 무기일 수도 있다

우리가 다른 사람을 통제하는 가장 효과적인 방법의 하나는 죄의식을 갖게 만드는 것이다. 예컨대 친구의 말투에 대해 대단히 불쾌한 감정이 들었다고 하자. 비꼬고 고압적인 말투 또는 윽박지르거나 감정적인 말투였을지 모른다. 이때 당신이 기분이 나쁘다고 말하면 친구는 자신의 표현방식에 문제가 있다고 생각하여 좌절할 것이고 그 같은 말투를 쓰지 않으려고 할 것이다. 이처럼 타인에 의해 좌절을 겪거나 남을 좌절시킬 수 있다고 믿기 때문에 많은 사람들이 다른 사람을 통제하는데 죄의식을 갖게 만들고 있다.

상대방으로 하여금 비열한 행동을 했다고 믿게 만드는 방법은 여러 가지가 있다. 그 중에서도 상대방을 뚫어지게 바라보면서 화난 표정을 짓거나 큰소리로 흐느껴서 자기연민을 불러일으키는 게 가장 효과적이다. 모든 가능한 방법을 동원하여 당신을 비참하게 만든 상대방을 비난한다면 분명 당신은 뜻한 바를 얻게 될 것이다.

사춘기의 자녀를 둔 부모님들도 자녀를 통제하는데 자기연민을 이용하고 있다. 예컨대 신경증의 어머니들은 딸에게 일찍 집에 들어오라고 할 때마다 이런 말을 덧붙인다.

"밤이 늦었는데도 돌아오지 않으면 엄마가 얼마나 걱정하는지 잘 알고 있지. 네가 집에 없으면 잠들 수가 없단다."

말하자면 딸이 일찍 귀가하도록 자기연민을 이용하는 것이다. 대부분의 자녀들은 이런 말을 들으면 어머니가 걱정하지 않도록 일찍 귀가하겠다고 답한다. 그러나 어머니의 통제 기술을 눈치 챈 자녀라면 이렇게 답할 것이다.

"걱정하지 마세요. 그렇게 신경을 계속 곤두세우시면 제가 늦게 들어올 때마다 엄마는 실망하실 테고 저 또한 엄마가 걱정할 텐데 라고 생각할 거예요. 하지만 엄마를 실망하게 만드는 것은 제가 아니라 엄마 자신이에요. 너무 힘드시면 누군가와 의논하시길 바라요."

혹 여러분들은 이렇게 답하는 딸의 태도에 분개하고 못된 딸이라고 욕할지 모른다. 자식을 사랑하는 어머니의 애정 어린 태도를 완전히 무시하는 말투이며 부모님을 막 대하는 버릇없는 아이라고 비난할 것이다. 그러나 생각을 바꿔 보라. 딸의 입장에서 보면 그런 태도야말로 신경증적으로 엄마를 걱정하게 만들지 않고 우울에서 벗어나게 하는 처방이다. 딸이 어머니의 불안한 마음에 대해 의무감을 가질수록 어머니는 비탄에 잠기고 화내기 쉽다.

자기연민으로 일어나는 가장 강력한 사건은 자살하겠다는 협박이다. 젊은이들 중에는 좋아하는 사람에게 청혼하면서 받아 주지 않으면 죽겠다고는 말하는 이들이 많다. 자신을 불쌍하게 생각하고 상대방으로부터 동정을 받아 자기 뜻을 관철시키겠다는 심산이다. 자신을 불쌍하게 여길수록 순교자처럼 여린 마음을 가진 사람들에게 잘 통한다는 것을 이용하겠다는 속셈인데 이러한 방법은 대단히 위험하다. 자기연민에 점점 더 깊이 빠질 위험이 있기 때문이다. 실제로 자기연민에 빠져 자살로 끝맺는 사람도 없지 않다.

약물 중독자나 알코올 중독자의 경우에는 더욱 확실하다. 그들은 수치심이나 죄의식, 자기연민을 없애려고 애쓰다가 오히려 약물이나 알코올에 더 의존하는 경향을 보여준다. 가끔 술집에서 그들이 주고받는 대화를 들으면 하나같이 자기연민에 푹 빠져 있음을 알 수 있다. 아내가 화를 잘 낸다거나 자기보다 애완용 동물에 더 관심을 갖기 때문에 슬프다는 투이다. 그러면서 술이나 약물의 힘을 빌어 문제를 해결하려고 하니 더욱 자기연민에 빠지고 마는 것이다.

나는 약물이나 알코올 중독자에게 상처를 주고 싶은 생각은 추호도 없다. 다만 진실을 아는 것이 모르는 것보다 훨씬 유익하다는 것을 외면하는 그들이 불쌍할 따름이다. 약물이나 알코올 외에 좋은 방법이 많은 데도 오직 술이나 약물에 매달리면서 힘든 길을 위태롭게 걷는 그들이 안타깝다.

어린이들이 원하는 것을 얻지 못했을 때 어떻게 하는지를 생각해 보라. 마치 세상에 종말이 온 것처럼 울고불고 야단이다. 그 울부짖음은 한마디로 자기연민이다. 순수하고 단순하며 단 하나만의 목표에 매달린다. 부모가 자기 말을 들어줄 것이라는 기대감을 동정으로 구하고자 하는 것이다. 자기연민 기술을 발휘하여 힘을 행사하는 셈이다.

우울증 환자들 역시 그러한 방법을 통해 성공적으로 동정을 받았기 때문에 치료가 늦어지고 증세가 호전되지 않는 것이다. 최근 나는 한 사건을 통해 자기연민에 빠진 히스테리 내담자들은 자기가 할 수 있는 일에 대해 어떻게 대처하는지를 다시금 생각하게 되었다.

자기연민에 빠져 있지만 냉철하고 분별력 있으며 꽤나 똑똑한 청년이 있었다. 어느 날 그와 한 시간 반가량 통화했었는데 전화를 끊은 지 두 시간쯤 지나서 그의 아버지가 내게 전화를 걸어왔다. 아들이 조금전 정신병동에 입원했다는 것이다. 정신적으로 심각한 증상을 보일 뿐더러 자신에게 어떤 일이 일어났는지를 잘 모른다고 했다. 아마도 나와 통화한 직후 울적해져서 난폭한 행동을 했고 그 때문에 병원으로 옮겨진 것 같다.

잠시 후 청년이 다시 전화를 걸어와 병원에 입원하기 전에 조언을 구하고 싶다고 했다. 결국 나는 도와준다고 했지만 내담자의 하찮은 게임에 말려든 셈이다. 이 경우는 부모에게 단순히

동정을 구하고 감정적 발작이란 위험한 행동을 해서라도 부모가 걱정하게끔 만들고자 하는 어린이의 경우와는 크게 다르다.

남에게 이용당하지 않으려면

자기연민이 가져오는 나쁜 결과에는 상대방으로 하여금 자기를 이용하고 조작하고 착취하게 만드는 것도 포함된다. 주위를 보면 수많은 사람들이 마음의 상처를 혼자 껴안고 침묵하면서 고통을 견디고 있다. 자신을 고수할 자격이 본인에게 없다고 생각하며 살아가고 있는 것이다.

자기는 아무런 권리도 없고 배우자와 싸우느니 차라리 고혈압이나 편두통에 시달리는 것이 낫다고 믿으면서 살아가는 사람들도 있다. 그들에게 무엇이 잘못되었는지를 지적하면 대개의 경우 알아듣지 못한다. 자기만족, 이기심, 자기중심성에 대한 두려움을 갖고 있기 때문이다.

여기서 한 가지 유의할 점이 있다. 모든 이기심이 나쁜 것은 아니라는 점이다. 잘 알다시피 이기심이란 모든 것을 자기한테 맞추고 자기가 원하는 대로 한다는 뜻이다. 상대방의 입장을 헤아리는 것이 부족하다. 남이야 어떻게 되든 나만 편하면 되고 손해 봐서는 안 된다는 생각, 자기는 항싱 예외이고 옳디고 히는 생각이 바로 이기심이다. 당신과 마찬가지로 나도 별로 좋아하지 않는 단어이다. 그러나 이 단어를 '진보한 자기 관심'이라고 바꾼다면 어떻게 될까. 가치를 말하는 것이 어렵긴 하지만 이 경우라면 비교적 건전한 사람들이 가져도 좋을 것으로 평가할 수 있지 않을까.

일상생활이나 정치 또는 직장에서 강한 힘을 갖고 있는 사람들은 대체로 자기관심이 높다. 그들은 자신의 권리를 지키는데 철저하고 필요하다면 논쟁도 마다하지 않는다. 때로는 인간관계마저 깨뜨리는 것을 주저하지 않는다. 설사 손해보더라도 불평하지 않는다. 그 대신 비난이나 잘못된 대접에 대해서는 크게 분개하고 공평성을 따진다. 바로 이 점이 남의 발판 노릇을 하지 않는 키워드이기 때문이다.

당신 역시 진실로 공평하게 대접받았다고 생각되면 더 이상 주려고 하지 마라. 만일 더 주려고 한다면 뭔가 혼란스럽고 적절치 못한 것 같은 느낌을 받을 것이다. 어떤 사람은 무엇이 불만인지 모르기 때문에 자신을 공평하게 대하지 않는다. 이럴 때는 말이나 글, 행동으로 보여주는 것이 좋다. 그렇게 하지 않으면 결과적으로 자기 자신을 안쓰럽게 여기고 동정하게 되어 우울해지며 사람들을 화나게 할 것이다.

물론 자기연민이 자기사랑의 방향으로 나간다면 자기 인생을 적극 개척하려는 자신감이므로 긍정적인 작용을 할 수도 있다. 그러나 반대로 자기폐쇄의 방향으로 내달리면 세상을 향해 자신을 닫아 버리는 꼴이 된다. 대부분은 후자의 결과를 가져오므로 어떤 방식이든 자기연민은 부질없는 짓임을 잊지 마라. 그리고 자기연민을 하지 않을 때 비로소 자기 문제에 직면하게 되고 변화가 생긴다는 점을 기억하라. 또 불평하거나 사소한 변화만을 유도한다면 시간이 지남에 따라 옛날 생활방식이 되살아난다는 점도 잊어서는 안 된다.

자기연민이란 올가미에서 확실하게 벗어나려면 '누구도 나 자신의 허락 없이 나를 짓밟을 수 없다'는 명제를 명심해야 한다. 이제라도 자신을 너무 하찮게 여기지 않았는지, 다른 사람과의 인간관계에 너무 신경을 쓴 것은 아닌지를 곰곰이 되짚어 보라. 이 두 가지에 연연해서 살아왔고 또 살아간다면 그 누구도 당신을 이해해 주지 않을 것이다. 그들은 자기 방식대로 살아가는데 반해 당신은 계속 고통을 감수하는 불만족스런 삶을 살아갈 것이다.

지금이라도 당신은 알고 지내던 모든 사람들을 놓아주라. 그들이 당신을 통제하도록 도와주면서 살아 온 것을 끝낼 때가 되었다. 그 정도 시달렸으면 충분하다고 생각되지 않는가. 아마도 그들은 자기들이 원하는 대로 당신이 하지 않았다면 진작에 당신과의 인간관계를 끊었을 것이다. 당신이 자기연민에서 빠져나와 그들을 대하면 그들이 그 동안 어떻게 해 왔는지를 제대로 볼 수 있을 것이다.

루스라고 하는 젊은 이혼녀를 예로 들어보자. 첫인상이 너무나 착해 보여서 세상의 때가 묻지 않고 세상 물정을 하나도 모른 채 살아가는 여성 같았다. 까다롭지 않고 모나지 않은 온화한 성품의 소유자였다. 좋게 말하면 순진한 것이고 나쁘게 말하면 다소 멍청하다고 할까. 어쨌든 그녀는 이혼하면서 세 자녀를 자기가 맡아 키우겠다고 했다. 친정 근처에 살면서 양육비를 벌기 위해 이리저리 일자리를 알아봤다.

그녀는 남한테 싫은 말을 할 줄 몰랐고 뭔가 부탁을 받으면 거절하는 법이 없었다. 결코 '아니요' 라는 말을 하지 않았다. 집안일이든 직장일이든 힘들어하면서도 누군가 도움을 청하면 기꺼이 나서서 도와주었다. 빈둥빈둥 놀면서 호의를 가장하여 부탁하는 궂은일까지 기꺼이 떠맡았다.

내가 보기에 그녀의 우울은 혼자 분노를 삭이며 자신이 얼마나 혼란스러운지를 남들이 눈치 채지 못하게 한 데서 비롯된 것이었다. 한마디로 음울함 그 자체였다.

나는 그녀에게 왜 우울해졌는지를 설명했다. 우선 주변 사람들에게 이리저리 끌려 다니게 된 것은 전적으로 그녀 자신의 탓이라고 했다. 거절당하는 것을 두려워하고 특히 상대방이 마음 상할까 봐 두려워하기 때문이라고 했다. 그리고 사람들의 반응은 자신이 예민하게 생각하지 않는 한 다른 사람을 해치지 않는다는 것, 누구든지 해를 입기를 허락하지 않는 한 그들의 감정을 해칠 수는 없다는 것도 말해 주었다. 또 자신이 불공평한 대접을 받고 있다는 것을 몰라서 자기연민에 빠진 것이므로 먼저 자신을 공평한 존재로 만드는 것이 가장 먼저 할 일이라고 했다. 물론 처음에는 마찰이 일어나겠지만 오래 가지는 않을 것이라고 했다. 예컨대 부탁을 거절했을 때 상대방은 처음에는 섭섭한 마음을 가질 것이고 왜 갑자기 달라졌을까 하고 의아하게 여기겠지만 그녀가 자신을 중요하게 여긴다는 것을 알고 나서는 달라질 것이라고 했다.

일주일 후 그녀는 내 말뜻을 알아들었는지 처음으로 자신을 공평한 존재로 만들기 시작했다. 언니로부터 며칠 간 집에 와서 아이들을 돌봐 달라는 부탁을 받았을 때 몸 상태가 좋지 않아 힘들다면서 거절한 것이다. 거절한 직후의 몇 시간은 마음이 편치 못해 안절부절 어쩔 줄을 몰라 했다. 하지만 마음 한쪽에서는 새로운 힘이 솟구치는 것을 느낄 수 있었다. 그 감정이 무엇이든지 간에 그녀는 생전 처음으로 자신의 감정 표현을 통해 기분이 좋아지고 우울에서 벗어나기를 원하고 있다는 것을 알았다. 이제부터는 누구에게라도 정정당당하게 자기 생각을 밝힐 수 있을 것 같았다.

부모님으로부터 식료품 가게를 물려받아 운영하면서도 마찬가지였다. 하루는 품질이 좋지 않은 고기가 들어오자 그녀는 곧장 고기를 돌려보내면서 자기가 지불한 돈 만큼의 가치 있는 고기를 보내 달라고 요구했다.

이제 그녀의 가슴속에 숨어 있던 생쥐는 죽었다. 자기존중감을 새롭게 발견하자 우울증도 사라졌다. 그러자 그녀를 대하는 사람들의 태도도 달라졌다. 예전 같으면 그녀가 무슨 일을 해야 한다고 떠들거나 문제가 있다면서 입방아를 찧던 사람들이 이제는 정중한 태도로 그녀의 의견을 묻곤 했다. 그녀 역시 인격적으로 대하는 사람에게는 친절했으나 그렇지 않은 사람의 부탁은 매몰차게 거절했다. 얼굴에는 미소가 떠나지 않았고 걸음걸이도 사뿐해졌다. 누가 보더라도 그녀의 얼굴에는 생기가 살아 있었다.

만일 당신이 루스라는 여인처럼 생쥐 대접을 받거나 남의 발판 노릇을 해 왔다고 생각되면 왜 남의 부탁을 거절할 수 없었는지부터 생각해 보라. 당신의 말이 다른 사람을 혼란스럽게 만들었는지도 주의 깊게 살펴보라. 이 두 가지를 살펴보지 않으면 당신은 남에게 이용당하고 모욕당하는 가운데 자기 인생을 그들 손에 맡기면서 살 수밖에 없다. 당연히 우울에 빠질 것이다.

남에게 굴복하지 마라

자기연민은 때로는 다른 사람에게 굴복하도록 만든다. 자기의 생각이나 감정보다 남을 우선시하고 거절당하는 것을 두려워하기 때문이다. 따라서 자기연민에서 벗어나려면 가장 먼저 부딪치는 것이 언제 어떤 문제로 내 영역을 지킬 것인가 하는 것이다. 정답은 간단하다. 별로 의미 없는 것이라고 판단되면 포기하지만 중요하다고 생각되면 꼭 지켜라. 현실과 타협할 수도 있고 그럴 수 없을 때도 있을 것이다. 이때는 자신의 감정에 따르도록 하라.

물론 어떤 것이 중요한 것인지를 결정하기란 쉽지 않다. 판단하기 힘들 때는 실패를 참아 낼 수 있는지, 포기하는 게 얼마나 힘들고 고통스러운지를 자신에게 물어보라.

마르타라고 하는 부인을 예로 살펴보자. 맞벌이를 하는 그녀는 직장에서 퇴근하면 남편이 일하는 가게로 가서 남편과 함께 집으로 돌아온다. 그런데 문제는 남편이 늑장을 부려서 그녀가 오래 기다린다는 것이다. 30분이나 한 시간은 예사였고 두 시간 넘도록 기다린 적도 한두 번이 아니었다. 더욱 짜증나는 것은 오랫동안 기다린 그녀에게 미안하다는 말 한마디 없는 남편의 태도였다. 흡사 아내가 기다리는 것을 당연한 것으로 여기는 것 같았다. 그래도 그녀는 아무 말을 하지 않았다. 그만한 문제로 남편과 다투고 싶지 않았다. 다투다 보면 결혼생활에 위기가 올 것 같았기 때문이다.

어느 날이었다. 그날따라 남편은 평소보다 더욱 늑장을 부렸다. 때마침 직장에서 상사로부터 싫은 소리를 들어 기분이 언짢았던 그녀는 참았던 분노가 치밀자 남편한테 마구 잔소리를 퍼부었다. 평소 못마땅하게 여겼던 불만까지 쏟아 냈다. 남편은 아내의 돌연한 태도에 놀랐는지 얼떨떨한 표정을 지을 뿐 아무 말도 하지 못했다. 다음날 그녀는 어제의 일을 생각해 보니 자신이 좀 지나친 것 같아 남편에게 미안하다고 말했고 퇴근하고 나서 여느 때처럼 남편의 가게로 향했다.

생각해 보자. 여러분은 늑장부리는 남편에게 바가지를 긁은 그녀의 태도를 어떻게 생각하는가. 원만한 결혼생활을 위해 그만한 일은 문제 삼지 말았어야 한다고 생각하는가. 아니면 잘했다고 보는가.

내가 보기에 그녀는 이 일을 계기로 자신의 솔직한 감정을 확실하게 알았을 것으로 생각된다. 기다리는 것을 싫어하고 특히 아내가 기다리는데 남편이 꾸물거린다는 것을 참지 못한다는 것을 알았을 것이다. 더욱이 덥거나 추운 날씨에 길거리에서 아내를 기다리게 하는 남편의 생각 없는 행동은 참기 힘들다는 것을 느꼈을 것이다. 그녀의 우울증은 여기서 비롯되었고 날이 갈수록 걷잡을 수 없이 밀려왔던 것이다.

그렇다면 남편에게 잔소리하지 않고 무시해 온 그녀가 택한 시기는 적당했을까. 내가 보기에는 끝까지 참을 수 없었다면 좀 더 일찍 말하는 것이 좋지 않았을까 싶다. 그랬다면 그녀는 자기의 솔직한 감정을 빨리 알아챘을 것이고 가슴속에 맺힌 괴로움을 일찍 털어 낼 수 있었을 것이므로 우울증이 심해지지 않았을 것이다. 어쩌면 남편한테 화를 내더라도 조금 덜 심한 말투로 했을지 모른다. 남편과 타협할 수도 있었을 것이다. 예컨대 남편에게 10분 이상 기다리게 하면 혼자 가겠다고 했으면 어떨까. 아마도 한두 번쯤 그렇게 했다면 남편은 아내의 말이 허튼 말이 아니라는것을 깨달았을 것이다.

물론 당신이 보기에 그녀가 제기한 문제는 아주 사소한 것일 수도 있다. 그러나 다른 사람에겐 별것 아닌 일이 당사자에겐 심각한 경우가 많다. 적어도 이들 부부에게는 늑장부리는 남편과 기다리는 아내 사이의 갈등을 해결하는 것이 당면 과제였다. 남편의 행동을 받아들이지 못한 그녀로서는 어떤 형식으로든 대처 방법을 찾았어야 했다. 설사 그것 때문에 헤어진다고 해도 풀어야 할 숙제였던 것이다.

사람에게는 각자의 몫이 있는 법이다. 중요한 것은 자신에게 진실하고 참을 수 있는 것과 없는 것을 구별하는 것이다. 그 다음에는 일어날 일에 대비하여 뭔가 조치를 취하는 것이다.

폭력은 정당화될 수 있는가

육체적 폭력이 자신을 지탱해 주는 권리일까. 나는 자기방어를 위한 폭력은 권리라고 주장한다. 하지만 어린이를 포함하여 특별한 상황을 제외하고는 아주 엄격하게 제한되어야 하는 게 폭력이다. 사실 폭력은 어떠한 경우에도 좋지 않다. 폭력에 호소해서 정당하다고 인정받을 것은 아무것도 없다. 따라서 상대방에게 조종당하고 싶지 않더라도 폭력을 행사하면 안 된다. 그 대신 다른 방법을 택해야 한다. 가장 좋은 방법은 당신을 통제하려는 사람에게 협조하지 않는 것이다.

예컨대 남편이 소유욕과 질투심이 강한 남자라고 하자. 당신이 다른 남자와 만나기만 해도 의심하고 달달 볶는다. 심지어 다른 남자를 똑바로 쳐다보는 것조차 허용하지 않는다. 어쩌다 외출을 하면 어디에 갔었는지, 누구를 만나 무슨 이야기를 나눴는지를 꼬치꼬치 따져 묻는다. 만일 이런 남편과 말다툼을 하는 게 싫어서 집에만 있다면 당신은 우울할 수밖에 없다. 외출하지 않고 집에만 갇혀 지내다 보면 재미 있을 턱이 없으니 자연히 우울해진다.

그러나 당신이 먼저 남편에게 여자 친구들과 볼링을 치러 가겠다고 부드럽게 말하면 어떨까. 말하자면 집에만 있도록 구속하는 남편의 통제에 협조하지 않는 것이다. 무작정 외출을 감행하면 어떻게 될까. 그래서 남편이 폭력을 행사한다면 어떻게 할까. 맞서 싸워야 할까. 하지만 힘으로야 당연히 이기지 못할 것이고 자칫 잘못하면 경찰을 부르거나 이혼으로 치달을 수도 있다는 점을 고려하라.

어쨌든 혼자만의 시간을 갖고 자기가 가고 싶은 곳에 가는 것은 인간의 당연한 기본 권리이다. 만일 당신이 그 권리를 포기한다면 남편을 독재자로 만드는 셈이 된다. 따라서 어떤 형태로든 남편으로 하여금 자기가 원하는 것을 성취하려는 극단주의자임을 스스로 깨닫게 만들어야 한다.

이렇게 말하면 당신은 내가 무척 고집이 센 사람이라 생각할지 모른다. 하지만 그렇지가 않다. 나는 다만 타인에게 조종받는 인생은 너무 일찍 혹은 너무 늦게 만족할 수밖에 없다는 점을 지적하고 싶을 뿐이다. 너무 서둘러서도 안 되지만 너무 늦어도 바람직하지 않다.

우리 주위를 보면 자신의 비겁함을 합리화시키면서 살아가는 여성들이 의외로 많다. 남편과 싸우면 나만 손해라고 생각하는 여성들, 아이들에겐 아빠가 필요하다 또는 혼자 살기 힘들다는 등 갖가지 구실을 붙여서 고통스러운 삶을 꾸려 가는 여성들이 많다. 남편만이 아니다. 자녀나 직장 고용주의 군림에 용감하게 대응하지 못하는 여성들도 적지 않다.

안타까운 일이다. 왜 그들은 언젠가 자신이 한계에 도달한다는 것을 깨닫지 못하는 것일까. 누구든지 남편이든 자녀든 직장 고용주이든 상대방의 군림을 참을 수가 없을 때가 되면 부드러움, 온유함 같은 것을 내던져 버리게 된다. 그런데도 그들은 왜 고통의 세월을 일찍 피하려고 하지 않는 것일까.

마지막으로 자기연민이 역효과를 낳아서 다른 사람들로부터 거절당할 수도 있다는 점에 대해 살펴보자.

왜 사람들은 순교자를 좋아하지 않을까

우리는 믿음을 증거하기 위해 죽음도 마다하지 않았던 순교자의 자세를 어떻게 생각할까. 놀랍게도 세상은 순교자를 별로 좋아하지 않는다. 불친절하게 대한다. 어쩌면 그것은 순교자들이 원하는 것일지도 모른다. 그들은 자신이 고통받고 있다는 게 사람들의 심금을 울릴 것으로 믿기 때문이다.

순교자의 성향을 보면 대체로 공격적이다. 따라서 그들과 가까워지려면 용기가 필요한데 바로 이 점이 오늘날 순교자들이 인기를 얻지 못하는 이유가 아닐까. 아니 2000년 전에 사자의 밥이 된 이유일지 모른다. 그들은 사람들로 하여금 눈물을 짜게 만들고 자기연민을 하도록 조장한다.

오랫동안 고통받으면서 살아온 사람들은 그 고통을 남한테 드러내기를 꺼린다. 길거리에서 사람들이 거지들을 얼마나 쉽게 외면하는가를 떠올려 보라. 꾀죄죄한 옷차림에 너덜너덜한 신발, 온몸에서 역한 냄새가 나고 때로는 반쯤 걷어 올린 바지 밑으로 드러난 불구의 다리, 눈먼 두 눈으로 하늘을 응시한 채 한푼을 구걸하는 그들에게 자선을 베푸는 사람들을 얼마나 많이 보았는가. 나는 별로 보지 못했다. 그렇다면 왜 사람들은 그냥 지나치는 것일까. 당신과 내가 자기처럼 허름한 차림새가 아니라는 데서 오는 죄의식의 감정에 호소하여 구걸하기 때문이다. 어쩌면 자신의 신체적 결점을 이용한다는 생각이 들어서 외면하는 것인지도 모른다.

불행하게도 사람들은 자기연민의 감정을 정당화시킬 수 있는 것이 아무리 많다고 해도 자기연민에 빠진 사람에게 흥미를 갖지 않는다. 아주 사소한 일로 친구나 배우자로부터 동정을 얻기가 얼마나 어려운가를 생각해 보라.

당신이 장님이거나 다리가 불구인 걸인이라고 하자. 지나가는 사람에게 한푼 구걸을 하지만 사람들은 그냥 지나친다. 이때 당신이 지난 몇 달간 영화를 한 편도 본 적이 없다고 불평한다면 누가 관심을 갖겠는가. 아무도 당신의 말에 반응을 나타내지 않을 것이다. 다시 한번 강조한다.

세상에 대한 자기연민을 멈춰라.

왜 어리석고 약한 사람들처럼 자기연민에 빠져 허덕이는가.

왜 당신 자신을 멍청하게 만드는 통제 기술에 매달리는가.

자기연민이 아니더라도 인생에서 원하는 것을 얻을 수 있는 좋은 방법은 수없이 많다. 홀로 서기, 사람들이 나를 얼마나 사랑하는지에 대해 걱정하지 않기, 변하게 만들 수 없는 사람들을 있는 그대로 받아들이기, 자신에게 부적절한 사건을 만들지 않기, 내 방식대로 해야 한다는 생각을 버리기, 좌절하면 끝장이라는 신념을 버리기 등 얼마나 많은가.

    지금이라도 이러한 것들을 당신의 인생에 도입해 보라. 엄청나게 달라진 모습을 볼 수 있을 것이다. 인생에서 자기연민에 덜 빠질수록 우울에 덜 빠진다는 것을 결코 잊어서는 안 된다.

다섯 번째 이야기

남을 지나치게 동정하지 마라

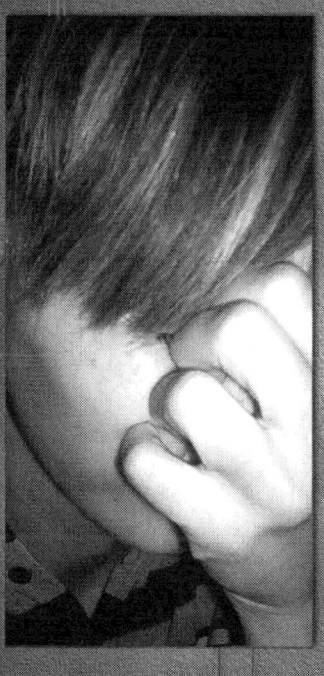

여기서는 우울에 이르는 세 번째 원인으로 타인에 대한 동정을 살펴보자. 타인동정이란 말 그대로 다른 사람과 함께 느끼고 괴로워하며 연민의 감정을 교감하는 것이다. 타인의 감정과 자신의 감정을 동일시하는 것을 말한다. 다른 사람이 상처받고 우울해 하거나 화나 있으면 자신이 그 문제 발생에 전혀 관련이 없는데도 똑같은 정서를 공유해야 한다고 믿는 것이다. 만일 타인이 안고 있는 정서를 진지하게 여기지 않을 경우에는 죄책감, 죄의식마저 느낀다.

타인동정은 자연스런 일인가

누구나 자기 자신을 동정하면 우울하고 울적해진다. 마찬가지로 다른 사람을 동정해도 우울하고 변덕스럽게 될 수 있다. 우울을 유발하는 원인은 자기비난과 동정심인데 이 두 가지는 어떤 식으로든 당신을 우울하게 만든다. 특히 동정은 자기동정이든 타인동정이든, 심지어 동물이나 식물, 도시, 경치, 비행기 등 모든 사물에 대해 똑같이 적용된다.

내가 몇 년 전에 겪은 사건을 예로 들어보겠다. 꽤 오랫동안 타고 다니던 자동차를 폐차시킬 때의 이야기이다. 그 자동차는 여기저기 찌그러지고 문짝도 덜렁거리고 운전석마저 흔들거릴 정도로 고물 자동차였지만 내게는 각별한 애정이 깃든 차였다.

처음으로 내가 갖고 있던 돈을 몽땅 털어 산 차였고 그 돈을 마련하느라고 고생한 기억이 지금도 새롭다. 그래서 매일 아침마다 세차하고 조그만 흠집이라도 나면 그날로 당장 면도솔로 칠하곤 했었다. 하지만 너무 오래 타다 보니 이젠 완전 고물이어서 수리 비용이 새 차를 사는 것보다 곱절이나 들어서 폐차시켰던 것이다.

폐차장은 중서부에 위치한 와이오밍 주에 있었다. 여기저기 알아봤더니 그곳에서 값을 가장 후하게 쳐주었다. 내가 살고 있는 뉴저지에서 상당히 먼 곳이지만 그래도 페인티드 사막과 로키산맥을 가로질러 그곳까지 갔었다.

폐차장 주인으로부터 30달러를 받고 돌아 나오는데 갈 때도 그랬지만 정말 우울한 기분이었다. 몇 번이나 뒤돌아봤는지 모른다. 산더미처럼 쌓여 있는 고물차 한쪽에 덩그러니 놓인 차를 보니 미안한 마음마저 들었다. 그 차가 어떤 차인가. 꽤 오랫동안 즐겁고 괴롭고 슬펐던 날들을 함께 보낸 차가 아닌가. 하지만 차를 위해 내가 할 수 있는 일은 아무것도 없었다. 솔트레이크시티와 대학원까지 데려다 준 그 차를 위해 애도의 북조차 울릴 수가 없었다.

당신도 나처럼 자동차를 보고 마음의 상처를 받았던 경험이 있는지 모르겠다. 차가 아니더라도 애완견이 다쳤거나 기르던 꽃들이 시들할 때 우울한 적은 없는가. 나는 가끔 살았던 윌리라는 작은 마을에 무슨 일은 생기지 않았는지, 어떻게 달라졌는지가 궁금하다. 아름다운 자연환경이 파괴되면 안 되는데, 때 묻지 않은 마을 사람들의 인심이 도시 문명에 오염되면 안 되는데 하고 걱정할 때가 많다. 이처럼 자신이 좋아하던 물건이나 사물에 대한 동정심으로 우울해지는 것은 지극히 자연스러운 반작용이지만 타인동정의 극치를 이루기도 한다.

냉담함에 대한 두려움

우리가 다른 사람에 대한 동정을 당연시 여기는 까닭은 무엇일까. 가장 큰 이유는 타인의 고통이나 불행을 보고 우울해 하지 않는 것에 대해 느끼는 죄의식일 것이다.

누구든지 장례식에 참석하면 슬픈 표정을 짓고 우울한 감정을 갖게 된다. 아무렇지도 않다는 담담한 표정에 우울해 하지 않는다면 무례하고 냉담하고 무심한 사람으로 낙인찍히게 마련이다. 그래서 사람들은 진정으로 감정의 혼란을 느껴서가 아니라 불행한 사건에는 슬픈 감정을 보여줘야 한다는 생각에 자기 감정을 밖으로 드러내게 된다.

어떤 경우에는 특별한 감정을 드러내는 것이 일종의 사회적 에티켓으로 받아들여지기도 한다. 예컨대 사람들이 가득한 방에 쥐 한 마리가 나타났다고 하자. 그러면 여자들은 예외 없이 비명을 질러 댈 것이다. 쥐가 사람의 다리를 기어오르는 일은 거의 없지만 만일 그런 일이 일어났는데도 비명을 지르지 않는 여자가 있을까. 바지를 입었든 두툼한 스키 양말을 신었든 아무렇지도 않다는 표정을 짓거나 비명을 지르지 않으려고 애쓰는 숙녀가 있다면 정상이라고 보기 힘들다. 이처럼 상황이 고정관념과 같은 행동을 요구하는 경우는 많다.

 동정이 기대되는 상황에서 아무런 반응도 나타내지 않는다는 것은 대단히 어려운 일이다. 다른 사람의 고통이나 불행, 손실에 대해 전혀 감정을 드러내지 않으면 잔인하고 무심한 사람으로 보이게 마련이다. 왜 그럴까. 다른 사람의 고통이나 어려움을 마치 자기가 당한 것처럼 느끼고 슬픔과 연민, 도와줘야 한다는 정서에 익숙해 있기 때문이다. 우리는 어릴 때부터 가정과 학교에서 그렇게 익혔고 배워 왔다. 그럴 필요가 없을 때도 있지만 대체로 냉담하고 무감각하면 남을 배려하지 않는 사람으로 평가받는다고 인식되어 왔다.

 함께 컴퓨터 게임을 하면서 놀던 친구가 갑자기 다리를 다쳤다고 하자. 곁에 있던 동료는 당연히 앰뷸런스를 불러 병원 응급실에 입원시키고 친구의 부모님에게 연락할 것이다. 그런 다음에 다시 컴퓨터 게임을 계속한다면 당신은 그의 행동을 어떻게 생각하는가. 몰인정한 사람, 야박하고 자기밖에 모르는 인간이라고 생각하는가. 혹시 불의의 사고를 당한 친구를 위해 할 도리를 다했으므로 자기가 하던 컴퓨터 게임을 계속하는 것이 이성적인 행동이라고 생각되지 않은가. 그런데도 우리들은 그를 냉정한 인물로 평가한다. 친구 곁에 있으면서 다친 친구를 위로하고 걱정하는 태도가 친구로서의 올바른 행동이라고 여긴다. 이것은 우리들이 다른 사람에게 마음을 쓰면서 어려움에 부닥친 상대방의 감정과 기분을 배려하는 마음가짐을 가져야 한다는 교육을 받았기 때문이다.

하지만 감정을 겉으로 드러내지 않는다고 해서 감정이 무디거나 무감각한 것은 아니다. 감정을 잘 조절하는 사람은 엄청난 비극도 아주 사소한 일처럼 마음에서 쉽게 털어 낼 수 있다는 것을 세상 사람들은 잘 믿으려 하지 않는다.

타인동정을 가져오는 비합리적인 신념

타인동정을 야기하는 비합리적인 신념은 왜 일어나는 것일까. 그것은 다른 사람에게 일어난 일을 어떻게 보는가에 따라 두 가지로 나눌 수 있다. 하나는 외부로부터 초래된 불행으로서 주로 타인의 방해를 받아 만들어지고 다른 하나는 타인의 문제에서 장애를 받아 동요를 일으키는 것이다.

먼저 불행은 외부의 자극을 받아 유발되지 않을 수도 있지만 좌절은 대부분 외부의 영향을 받는다. 그러나 그 좌절에 영향을 받을 것인지 아닌지는 전적으로 당신 자신에게 달려 있다. 즉, A지점의 좌절이 C지점에서 당신을 동요시킨다는 생각에 적극 도전한다면 당신은 타인의 고통을 뛰어넘어 우울에서 벗어나는 방법을 생각할 수 있다.

예컨대 우리는 신문이나 텔레비전 뉴스를 통해 전쟁의 참혹함, 말기 암 환자의 처절한 고통, 상상을 초월하는 자연재해, 빈곤과 기아에 허덕이는 어린이 등 수많은 불행한 현장들을 접하지만 그러한 뉴스를 보면서 우울증에 걸리지는 않는다. 안타깝다는 생각이 들긴 하지만 그것 때문에 신경쇠약이나 우울증을 앓는 사람은 드물다. 거리를 걷다가 헐벗고 굶주린 어린이를 발견했다고 하자. 마음씨 착한 당신은 가여운 생각에 옷과 음식을 주면서 병원으로 데려다 줄 것이다. 하지만 당신이 그 어린이 때문에 신경쇠약이나 우울증에 걸렸다고 하여 병원에 입원하는 일은 없을 것이다.

이처럼 합리적으로 생각하면 좌절도 얼마든지 평온하게 받아들일 수 있다. 좌절로 인해 방해를 받을 것인지 아닌지는 전적으로 자신에게 달려 있는 것이다.

다음으로 다른 사람들이 동요하거나 문제로 삼기 때문에 나 역시 그래야 한다고 단순하게 생각하는 것을 보자. 우선 다른 사람들이 타인의 불행이나 곤경, 슬픔에 상처를 받거나 힘들어 한다고 해서 당신도 덩달아 그래야만 하는 이유가 무엇인가. 당신의 고통이 정말로 당사자에게 도움을 줄까. 당신이 동요하고 마음의 상처를 받는다고 해서 그 사람을 더 많이 도와줄 수 있을까. 만일 그렇다고 생각하면 그 이유를 밝혀 달라. 혹 당신이 동요하지 않으면 그 사람을 도와줄 사람이 없다고 생각하는가. 그렇다면 왜 우리는 이성을 잃지 말고 냉정을 유지해야 한다고 가르치는 것일까.

이성적으로 판단하고 냉정한 입장에서 불행에 대처하기란 쉬운 일이 아니다. 대부분은 다른 사람의 비극에 대해 측은한 감정을 앞세워 흥분하고 당황해 하며 우울해 한다. 그런 다음 짧게 신경증적인 반응을 보인 후 어떻게 할 것인를 결정한다. 하지만 이것은 시간과 정력의 낭비이다.

비극적인 상황에 잘 대처하려면 신속하게 판단하고 냉정한 가운데 정말로 효과적인 도움을 주는 사려 깊은 마음가짐을 가져야 한다. 그럴려면 훈련과 경험이 필요하다. 비극적인 상황에 진지하게 대처해 본 경험이 없으면 누구나 좋은 결과를 가져오기가 쉽지 않다.

예컨대 인명 구조원이나 군대의 위생병, 의사들은 모두 곤경에 처한 사람들을 다루도록 훈련받은 사람들이다. 이들이 고통 받고 있는 사람으로부터 자신을 분리해 낼 수 없다면 우리는 다만 그들의 식견과 재치에 의존할 수밖에 없다. 따라서 이들은 수련과정을 통해 과도한 동정이 아닌 연민을, 지나친 걱정이 아닌 관심만을 보여주는 능력을 기를 것을 요구받고 그러한 능력이 보일 때까지 끊임없이 훈련을 거듭한다. 이들처럼 다른 사람의 고통스런 상황에 접했을 때 견뎌 내는 능력은 당사자가 우울해 하거나 마음의 동요를 일으킨다고 해도 그들과 똑같이 우울해 하거나 동요하지 않을 수 있다는 생각에 동의해야만 생겨날 수 있는 것이다.

지나친 관심도 해로운 법

동포애를 앞세워 타인의 고통을 공유해야 한다면서 타인동정을 합리화시키는 사람들도 있다. 인간은 남과 더불어 살아가는 존재이고 남을 배려하는 따뜻한 마음을 지닌 사람은 어느 시대, 어느 사회에서나 지향하는 인간상이다. 따라서 같은 동포로서 곤경에 처한 사람을 걱정하고 염려하는 것은 이웃으로서 시민으로서 당연한 의무이기도 하다. 그렇다고 해서 지나친 염려까지 용인되는 것은 아니다.

어느 정도가 적절한 관심일까. 당신의 정신 건강에 해로운 과잉 관심인지 아닌지를 어떻게 알 수 있을까. 해답은 간단하다. 친구가 불의의 사고로 다쳤다고 하자. 그때 당신이 우울해지고 울적하거나 화나기 시작하면 지나친 염려를 하고 있다는 증거이다. 과민하게 행동하고 있다는 뜻인데 당신의 정신 상태가 친구의 우울에다 자신의 우울까지 보태서 신경과민 상태가 되었다는 것을 말한다. 그럼 친구가 당신에게 원했던 것은 무엇일까. 자신과 똑같이 고통을 받거나 우울해지는 것은 아닐 것이다. 오히려 당신한테 위로받고 기분이 좋아지기를 기대하지 않았을까. 어떠한 경우에도 타인동정은 해롭고 무익하다. 하지만 때로는 너무나 고상하게 보여서 필요하지 않을까 생각되는 경우도 있다.

예를 들어보자. 우울증에 걸린 안젤로라는 여성 사회복지사가 있었다. 그녀의 우울증은 전적으로 일터에서 비롯되었다. 빈민가에서 버림받고 오갈 데 없는 어린이와 청소년들, 가난한 노인, 불구자 등 소외되고 상처받은 이들을 위해 일하는 그녀는 일터에서 매일 보고 듣고 온몸으로 부딪치는 가난한 사람들의 고통에 비애를 느끼고 슬픔에 빠졌다.

그녀는 일을 끝내고 편안한 집으로 돌아오지만 빈민가의 열악한 환경을 떠올리면 밥 한 숟가락을 먹기가 힘들었다. 그곳에 살고 있는 사람들의 고통이 마치 자신이 짊어져야 할 무거운 짐처럼 느껴졌다. 그러다 보니 자포자기 상태에 빠져 점점 일할 의욕을 잃었다. 그들과 마주 대하기조차 힘들어서 일터에서 나가지 않는 날이 많았다. 나와 상담할 때에는 극심한 우울에 빠져 자신마저 추스르기 힘들 정도였다.

나는 그녀의 우울이 타인동정에서 비롯되었다고 설명했다.

"당신은 도와주고 싶은 사람들의 고통 때문에 사회복지사로서의 임무를 포기할 수밖에 없었고 우울증에 빠졌다고 생각하지만 진짜로 당신을 우울하게 만든 것은 당신 자신이 아닐까요. 그들의 고통과 장애에 당신 자신도 동요되고 방해를 받아야 한다는 생각 때문이 아닌가요?"

"내가 동요되어야만 한다고 생각한 것은 사실이에요. 생각해 보세요. 아침마다 끼니를 걱정해야 하고 하루 종일 햇빛도 들어오지 않는 어두침침한 방에서, 그것도 너무 비좁아 눕지도 못한 채 멍하니 앉아서 미쳐 가는 사람들을 떠올려 보세요. 그런 참혹한 광경을 보고서 마음 아파하고 상처를 받아 심적 동요를 일으키지 않을 사람이 어디 있겠어요?"

"그래요. 나 역시 그런 처지의 사람들을 볼 때마다 당신처럼 안타깝고 슬픈 것은 사실이에요. 하지만 당신 마음에 상처를 준 것은 그 같은 현실 때문이 아니에요. 당신 스스로 '나는 정서적으로 방해를 받아야 하고 동요되어야 한다, 이런 상황에서는 감정을 통제할 수 없다'고 말하기 때문이에요. 지나친 관심이 화를 불러온 셈이죠."

"어떻게 내 마음 속에서 그런 생각들을 없앨 수 있다고 가정할 수 있나요? 나는 고통스런 날과 그렇지 않은 날을 구분할 줄은 알아요. 하지만 고통받고 힘들어하는 그들을 잊을 수는 없지 않겠어요."

"어려운 처지에 놓인 사람들을 그냥 지나칠 수 없다는 말에는 전적으로 동감이에요. 하지만 진짜로 그들을 돕고 싶다면 당신 자신부터 냉정해야 된다고 생각해요. 다소 무감각해질 필요가 있어요. 당신이 우울하다고 해서 그들에게 보탬이 될까요. 자신이 동요할 것까지는 없다고 생각하지 않나요?"

"아니요. 어떻게 날마다 불쌍한 사람들을 보면서 우울해지지 않는다고 확신할 수 있나요?"

"다시 한번 진지하게 자신을 들여다보세요. 분명 신경증적인 사고라는 것을 알게 될 거예요. 그런 다음에 자기 자신에게 물어보세요. 자신을 동요시킨 것이 진짜로 무엇인지, 또 동요된다고 해서 그들의 고통을 없앨 수 있는지를 자문해 보세요. 내가 보기에 당신은 자신이 스스로 동요시켰다는 것을 알고 있어요. 외적인 상황은 그렇게 동요하게끔 만들지 못해요. 중요한 것은 당신이 동요된다고 해서 세상의 모든 고통을 없앨 수 없다는 점이에요. 생각해 보세요. 당신은 불쌍한 그들을 위해 시청에 가서 왜 보살펴 주지 않느냐고 소동을 피울 수 있나요? 거리에서 피켓을 들고 시위라도 했나요? 아니면 그들을 도와줘야 한다는 호소문을 관계 기관이나 국회, 신문사, 방송국 등에 보낸 적은 있나요?"

"아니요, 그런 것은 생각하지도 못했어요. 당신의 말을 듣고 보니 이제 내가 어떻게 해야 하는지를 알겠어요. 우울해 있기보다는 열정적으로 뛰어들어야 했던 것 같아요."

"그래요. 당신은 목소리를 높여 항의하고 싸워야만 해요. 그래야만 그들의 처지를 조금이라도 개선할 수 있지 않겠어요. 물론 그들과 하루 종일 함께 지내다 보면 그들이 겪는 고통이 남의 일 같지 않아서 슬프고 안타까운 마음이 들고 절망할 수도 있어요. 그렇다고 해서 우울해 하고 집에만 틀어박혀 있는 게 과연 올바른 처신일까요. 당신의 도움의 손길을 기다리는 사람들이 그런 당신의 행동에 고마워할까요. 당신이 도와주지 않으면 누가 그들을 도와주겠어요."

다행히 그녀는 자신의 행동과 동정심이 어리석고 불필요하다는 것을 재빨리 알아챘다. 다음날 그녀는 다시 일터로 나갔다. 열심히 봉사했고 그들에게 실질적으로 도움을 주는 방법을 터득하기 시작했다. 감정적으로 우울해 하는 일은 더 이상 되풀이하지 않았다.

이번에는 윌이라는 노신사를 예로 들어보자. 타인동정이 얼마나 소모적이고 때로는 위험하다는 것을 알려주는 사례이다. 지방의 소도시에서 평범한 시민으로 살고 있는 그는 다른 사람들보다 정치에 관심이 많다. 신문이나 방송의 정치 관련 소식에는 빠짐없이 귀를 기울이는 사람이다.

어느 날 조그만 개인사업을 하는 친구로부터 충격적인 이야기를 들었다. 주로 관공서에 납품해 온 그 친구의 말에 따르면 관련 공무원에게 로비 활동을 하지 않고 커미션을 제공하지 않는 바람에 입찰 경쟁에서 탈락하고 그 대신 업계에서 비리 납품 업체로 소문난 사람에게 낙찰되었다는 것이다. 소문에는 그 사람의 뒤를 정치인이 봐주고 있다고 한다. 사회 구석구석에 불공정하고 불공평한 일이 한두 가지가 아니지만 소규모 개인사업체에까지 검은 손을 내미는 정치에 대해 그는 환멸과 함께 분노마저 치밀었다.

그가 나를 찾아왔을 때는 증세가 매우 심한 상태였다. 평소 심장병을 앓고 있는 그의 얼굴은 무척 빨개졌고 심하게 땀을 흘렸다. 그러면서 우리 사회의 불공평과 고통에 대한 불만을 큰소리로 늘어놓았다. 내가 보기에 그는 친구가 겪은 불공평한 일을 마치 자신이 겪은 것처럼 분노하고 있었다. 친구를 불공평한 사회의 희생자로 여기고 안쓰럽게 생각하다 보니 본인 또한 극도로 우울해지고 폐쇄적인 감정 상태가 되었다.

나는 이 세상이 지독하다는 그의 견해에 동의한다고 말했다. 친구가 겪은 불이익을 자기가 당한 것처럼 생각하는 이웃 사랑에 감사한다고 했다. 하지만 마음고생을 심하게 하고 분노한다고 해서 친구를 도와주는 것은 아니라고 지적했다. 본인이 원하는 대로 우리 사회의 구석구석에 잔존하는 불공정하고 불공평한 행위는 사라져야 하는데 그것을 위해 구체적으로 행동한 것은 무엇이냐고 물었다. 캠페인이라도 벌렸는지, 시청 앞에서 시위라도 했는지, 아니면 소문의 장본인인 정치인의 사무실을 찾아가 항의라도 했는지를 물었다.

월은 그 어느 것도 하지 않았다. 다만 심한 마음고생에 우울까지 겹쳐 자살하려는 생각을 가졌던 게 전부였다. 정치에 관한 지식을 나름대로 쌓았고 사회생활을 몇 십 년간 해왔지만 세상의 잘못된 것을 고칠 수는 없었다. 그렇다고 해서 흔쾌히 수용하는 방법을 익힌 것도 아니었다.

그는 상담이 진행되면서 세상을 바라보는 눈을 바꿔 갔다. 추한 현실을 우아하게 받아들이는 방법을 배웠다. 다른 사람의 문제로 지나치게 흥분하지 않고 마음의 상처를 입지 않는 방법을 터득한 것이다. 그러자 우울과 동요는 간단하게 사라졌고 예전의 노신사 모습을 되찾았다.

타인의 고통이나 불행, 좌절에 대해 아무리 건전하고 친절한 관심일지라도 지나치면 얼마든지 우울로 바뀔 수 있다. 죽음에 대해서도 똑같다. 무관심도 나쁘지만 지나친 관심도 좋지 않다. 누구든지 다른 사람의 불행에 대해 지나친 관심을 두면 동요되고 신경증적이 되어 좌절을 느낀다는 점을 기억하라.

정서적 협박에 굴복하지 마라

타인동정이 가져오는 또 하나의 나쁜 결과는 동정심을 악용하여 고통을 주는 경우이다. 상대에게 죄책감을 줌으로써 본인이 원하는 결과를 이끌어 내는 정서적 협박이다.

예를 들어 당신은 나에 대해 동정심을 갖고 있다고 하자. 그것을 알고 있는 나는 자기 자신을 철저하게 통제할 수 있는 사람이라고 가정하자. 이때 남한테 비난받지 않으면서 당신의 타인동정을 이용하여 내가 할 수 있는 일은 한두 가지가 아니다. 당신으로 하여금 나를 집으로 초대하도록 할 수 있고 만일 당신이 미혼녀라면 내가 선택한 남자와 결혼하게끔 할 수 있다. 특정한 직업을 갖도록 유도할 수도 있고 심지어 당신의 영혼까지도 소유할 수 있다.

이렇게 말하면 내 말을 믿지 못하겠다는 사람들도 있을 것이다. 하지만 우리 주위에 청혼을 받아 주지 않으면 죽고 말겠다는 정서적 협박에 못 이겨 결혼했다는 사람들이 얼마나 많은지를 생각해 보라. 눈물을 흘리면서 자살하겠다는 정서적 협박을 절절한 사랑의 표현이라고 치부하기에는 그 수법이 너무나 교묘하다. 흔히 남자는 여자의 눈물에 약하다고 하는데 이 역시 눈물을 이용한 여자들의 정서적 협박이다. 또 남자들은 여자에게 섹스를 요구하다가 거절당하면 자기를 사랑하지 않느냐고 하여 정서적 협박을 가하기도 한다.

누군가 당신을 복종시킬 요량으로 죄의식을 이용해서 당신을 통제한 적은 없는가. 대부분의 사람들은 의식적이든 무의식적이든 이러한 기교를 한두 번쯤 사용한다. 다만 당신의 정서적 협박에 상대가 자연스럽고 완벽하게 협조하기 때문에 대개는 아름답게 보인다. 아니 무심코 넘어가서 모르는 것뿐이다. 때로는 자기 자신에게 사용하기도 한다.

다른 사람의 고통에 대해 지나친 관심을 기울임으로써 당신 자신을 고통에 빠지지 않도록 하라. 가족간에도 마찬가지이다. 만일 당신이 죽도록 사랑하는 사람이 있다고 하자. 그런데 당신의 부모는 무조건 안 된다고 한다. 당신이 그 사람과 결혼하겠다고 말하면 우울증에 걸릴 정도로 반대한다. 이때 당신은 어떻게 해야 할까. 부모님이 우울증에 걸리지 않도록 사랑을 포기해야 할까. 그렇지 않다. 그렇게 했다면 당신은 부모님의 정서적 협박을 수용하는 꼴이 된다.

정서적 협박에서 벗어나려면 어떻게 해야 하는가. 다음의 네 가지를 꼭 기억하기 바란다.

첫째로 상대방이 당신의 반응에 얼마나 힘들어하는지를 염두에 두지 마라. 개의치 말고 무시해 버려라. 당신이 그의 요구에 응하지 않거나 미안해 하지 않으면 상대방은 감정적으로 힘들어할 것이다. 이때 상대방이 겪는 어려움에 대해 당신 자신을 비난하지 말아야 한다. 만일 당신이 자신을 비난하면 상대방의 정서적 협박에 내몰리게 된다.

때로는 상대방에게 직접 말하고 상담자를 찾아가 자기 자신을 더 이상 동정하지 못하게 해달라고 부탁하자. 만일 당신의 말을 모욕으로 받아들인 상대방이 더 이상 아무런 행동을 취하지 않으면 상황은 종료된다. 상대방은 자기 일에 열중할 것이고 당신은 당신의 일에 열중하면 그만이다.

둘째로 상대방이 당신을 사랑하기 때문이라고 말해도 믿어서는 안 된다. 그것은 사랑이 아니다. 당신의 인생을 자기 방식대로 휘두르겠다는 것이고 당신을 하나의 독립된 인간으로 내버려두지 않겠다는 강압적인 의미이다. 그는 자기가 흘리는 눈물이나 신음, 분노에 당신이 상처를 받고 동정해 주기를 바라는 것뿐이다. 만일 당신이 그의 말에 따르면 그는 행복해지겠지만 당신은 불행해진다. 그는 자기 방식에만 흥미를 가질 뿐 당신이 맞게 될 결과에는 관심이 없다는 것을 잊지 마라.

셋째로 상대방이 자기 말을 들어주지 않으면 자살하겠다고 협박할지라도 결코 우울해 할 필요가 없다. 그 죽음에 대해 책임지지 않겠다고 당당하게 말하라. 당신이 부담감을 느껴서 동요하거나 죄책감을 느끼지 않는다는 것을 알았을 때 상대방은 자기 생각이 얼마나 고약한 속임수였다는 것을 깨달을 것이다. 누구든지 자기 인생은 자기가 통제하는 것이며 남이 통제해서는 안 된다. 만일 상대방이 죽어서 행복하다고 생각한다면 진짜로 자살할지 모르지만 그것은 그가 결정할 문제이며 결과 또한 그의 책임이다.

이렇게 말하면 당신은 너무 냉혹하고 몰인정한 말이 아니냐고 반문할지 모른다. 그러나 당신이 생각하는 것만큼 그렇게 냉정한 말은 아니다. 만일 상대방이 정말로 자살을 시도했다고 하자. 이때 대부분의 사람들은 마음이 흔들린다. 마음대로 하라고 말했지만 진짜로 자살을 기도할 줄 몰랐다고 생각하여 상대방의 뜻을 받아들이는 경우가 많다. 하지만 그래서는 안 된다. 만일 그랬다면 그의 정서적 협박에 굴복하는 셈이고 당신에게는 어리석은 결말이 기다릴 뿐이다.

 언젠가 가족들이 자기 말을 듣지 않을 때마다 입버릇처럼 죽어 버리겠다고 말하는 아버지 때문에 속상해 하는 딸을 상담한 적이 있었다. 그녀의 부친은 가족을 통제하기 위해 정서적 협박이란 수법을 써 온 것이다. 물론 가족들은 그럴 때마다 울며 겨자 먹기로 아버지의 뜻에 따르곤 했다. 그녀는 사귀던 남자와도 아버지의 자살 위협에 못 이겨 헤어졌다.

 나는 그녀에게 부친의 정서적 협박에 심적 부담감을 느낄 필요가 전혀 없다고 했다. 정서적 협박은 상대방이 죄책감을 느끼지 않으면 아무 소용이 없으며 누구든지 자기 인생은 자기가 책임을 지는 것이라고 했다.

 며칠 후 그녀는 아버지로부터 전화를 받았는데 여느 때처럼 자기 말을 듣지 않으면 죽어 버리겠다는 내용이었다. 당시 그녀는 좀더 나은 직장을 찾아 대도시로 떠날 작정이었는데 아버지는 지금처럼 집에서 다니기를 원했던 것이다. 순간 그녀는 망설였다. 나한테 들은 말대로 하자니 어쩐지 아버지한테 불효를 저지르는 것 같아 마음이 아팠다. 깊게 한숨을 내쉰 그녀는 조심스럽게 말했다. 아버지가 진정 원하는 것이 돌아가시는 것이라면 그렇게 하라고 했다. 당연히 아버지는 아무 소리도 못한 채 전화를 끊었고 그때부터 다시는 죽어 버리겠다면서 가족들을 위협하지 않았다.

넷째로 타인동정은 상대방을 약하게 만든다는 점을 잊지 마라. 지나친 동정심은 상대방에게 용기를 북돋아 주는 것이 아니라 얼마나 어리석고 우울해야 하는지를 알려주는 역할을 한다. 말하자면 상대방이 '나는 불쌍한 인간이야. 이 일은 하지 못할 것 같아'라고 할 때 당신의 동정은 '그래, 당신은 정말 불쌍해. 내가 보기에도 당신은 그 일을 절대로 하지 못할 거야'라고 덧붙이는 꼴이다. 이 세상에서 타인동정이라는 치료 방법을 통해 강한 인간으로 거듭날 수 있는 사람이 있을까를 생각해 보면 거의 없다는 게 나의 판단이다.

아들이 너무 소심하여 찾아온 어머니와 아들을 상담한 적이 있었다. 그런데 마이크라는 그 아이가 소심해진 것은 자식을 치마폭에만 싸고도는 어머니의 과잉 보호와 과잉 통제 때문이었다. 어머니의 지나친 자식 사랑이 만든 부작용이었던 것이다. 그녀는 아들이 또래의 소년들처럼 자전거를 타고 싶다고 했을 때 배우는 것을 허락하지 않았다. 왜냐하면 자기 자식은 특별난 존재이므로 자전거와 어울리지 않는다고 생각했던 것이다. 수영이나 롤러스케이팅, 야구를 배우겠다고 했을 때도 똑같은 이유로 반대했다.

어머니가 안 된다고 할 때마다 마이크는 반항했다. 그러면 그녀는 너무나 사랑하기 때문이라면서 만약 그런 것을 하다가 다치기라도 하면 엄마의 마음이 얼마나 아프겠느냐고 울먹였다. 아들의 타인동정을 철저하게 이용한 것이다. 결국 마이크는 또래의 아이들이 지녀야 할 모험심을 잃었고 자발성, 창의성을 기를 기회를 갖지 못했다.

나는 사랑이란 이름으로 포장된 엄마의 과잉 보호에 대해 이야기했다. 아이는 성장과정에서 어느 단계에 이르러서는 좌절을 경험할 수밖에 없으며 적절한 좌절은 상처로 작용하기보다 성장과 성숙을 향한 촉진적 환경으로 작용한다는 점을 지적했다. 동정심 역시 좋은 것이지만 지나치면 상대방을 무기력하거나 이기적인 인간으로 만들기 십상이라고 했다. 따라서 마이크에게 동정심을 유발하지 않으면서 새로운 일을 시도할 수 있도록 마음의 여유를 가지라고 했다.

예컨대 친구들과 수영하러 가겠다고 했을 때 밝게 웃으면서, 그리고 어깨를 툭툭 가볍게 두드려 주면서 재미있게 놀다 오라고 말할 것을 권했다. 조심하라는 말도 하지 말라고 했다. 분명 아이는 수영을 잘 할 줄 모르기 때문에 물에 빠져 허우적거리다가 물을 먹을지도 모른다. 그러나 그것뿐이다. 물을 몇 모금 마셨다고 해서 큰일 나지는 않는다. 오히려 엄마의 지나친 보호 울타리속에서 홀로 서지 못한 채 권태로운 인간으로 죽어 가는 것보다 훨씬 낫다.

어차피 삶은 모험이다. 인간의 삶을 깊은 낭떠러지 위의 두 벼랑 사이에 걸쳐 놓은 밧줄을 타고 건너가는 모습에 비긴 니체의 비유를 떠올려 보라. 앞으로 가기도 두렵고, 그렇다고 해서 뒷걸음치기는 더욱 어려운 심각한 상황의 연속이 인간의 삶이다. 어려움에 처했을 때 진짜 기죽지 않고 두려움을 이기면서 건너가야만 성숙한 인간이 될 수 있다.

부모가 자녀와 함께 있을 수도 없지만 설사 있다고 해도 자녀에게 닥칠 위험을 모두 제거할 수는 없다. 결국 그녀는 아들을 고난과 위험으로부터 지켜 내려고 애썼지만 실제로는 정반대로 가장 위험한 상황으로 내몬 셈이다.

마이크는 새로운 일에 한번도 도전해 보지 않았으니 문제를 혼자 해결하는 능력을 기를 겨를이 없었다. 자연히 위험을 피하는 적절한 기술이나 자기확신감도 개발하지 못했다. 만일 자전거를 타다가 넘어져 다리에서 피가 나거나 뼈에 금이 갔다면 어떻게 될까. 그 정도는 4주일에서 6주일 정도이면 완쾌된다. 하지만 상처받은 영혼을 고치는 데는 일생이 걸릴지 모른다.

다행히 그녀는 주의 깊고 지적인 여성이었다. 상담과정에서의 과제도 잘 수행했다. 그녀는 아들에게 물고기를 주지도 않을뿐더러 물고기를 낚는 기술도 가르쳐주지 않기로 했다. 다만 그 원리만을 가르쳐서 물고기 잡는 방법을 스스로 터득하도록 했다. 그러자 마이크는 불안해 했다. 예전처럼 엄마가 입술을 깨물면서 눈물을 흘리지도 않고 엄한 목소리로 하지 말라고도 하지 않자 오히려 주저하게 되었다. 밖에서 친구들과 놀려고 집밖을 나설 때마다 혹 죽음의 문턱으로 가는 게 아니냐는 질문을 자신에게 수없이 해댔다.

그녀 역시 아들을 밖으로 내보내면서 처음에는 우울해 했다. 그러나 나는 그녀 자신의 정서 문제를 해결하기 위해서는 나와의 약속을 꼭 지켜야 한다는 점을 강조했다. 혹 불행한 일이 일어나더라도 아들로 하여금 타인동정을 하지 못하도록 해야 한다고 못박았다.

시간이 흐름에 따라 마이크는 점차 정상을 되찾았다. 또래의 아이들처럼 때로는 책을 집어던지거나 물건을 던지는 등 공격적인 행동을 보이기도 했고 응석받이처럼 떼를 쓰기도 했다. 하루하루 달라져 가는 아들을 보면서 그녀 역시 긴장을 풀고 마음의 여유를 갖기 시작했다. 가끔 놀다가 다친 경우도 있었지만 그것 때문에 나와의 약속을 저버리지는 않았다. 마침내 마이크는 다른 아이들 못지않게 자전거를 잘 타게 되었고 수영도 배웠으며 정정당당하게 공놀이 하는 방법도 배웠다. 행운은 우리의 정서생활에 커다란 역할을 하고 우리가 인식하는 것보다 훨씬 더 많은 삶의 향상을 안겨 준다.

타인동정이 나쁜 진짜 이유

흔히 정의는 완고한 평가 기준으로 불린다. 때문에 당신의 의지가 확고해야 할 때 오히려 여리고 약해지면 부당함을 야기할 수 있다. 그 중에서도 타인동정이 가장 부적절한 감성을 유발한다. 다른 사람에 대해 지나치게 감상적이 되면 상대방을 완전히 오해할 수도 있고 또 상대방의 관심사와 상관없는 방식으로 그들을 대할 수도 있다.

배심원으로 재판에 참여했던 클락이란 여성의 경우를 보자. 그녀가 참여했던 재판의 피고인은 폴린이란 남자였다. 평소 술을 즐기는 데다가 마셨다고 하면 과음을 하는 바람에 음주 운전을 하다가 교통사고를 일으켜 여러 차례 경찰서에 드나들었던 사람이다. 알코올 중독자처럼 항상 술에 찌들어 살아온 탓인지 자기의 행동이 얼마나 많은 사람들을 위험에 빠뜨리는지를 잘 인식하지 못하고 있었다.

사건도 그런 와중에서 일어났다. 과속으로 운전하다가 횡단보도를 건너는 사람을 보고는 살짝 피해 가려다가 도로변에 주차되어 있던 차와 부딪쳤다. 다행히 인명사고는 없었지만 차는 양쪽 모두 크게 파손되었다.

배심원 회의에서 그녀는 피고인에게 징역형과 함께 벌금형이 부과되는 유죄 판결을 내려야 한다고 주장했다. 책임감 있게 행동하고 자신을 성장시킬 수 있는 주관이 뚜렷한 사람의 실수는 용서해 줄 수 있지만 의존적인 사람은 동정할 가치가 없다고 했다. 하지만 다른 배심원들은 경미한 충돌사고라는 점을 들어 피고인에게 한번쯤 기회를 더 주자는 쪽으로 의견을 모았다. 그녀는 그런 분위기가 못마땅했다. 적어도 그녀에게 있어서 타인동정은 철저하게 배격해야 할 부적절한 감성이었다. 그녀 자신이 타인동정의 폐해로 몇 달간 나와 상담을 해오고 있었던 것이다. 그녀는 이렇게 말했다.

"배심원들은 대부분 내가 예전에 그랬던 것처럼 타인동정으로 혼란을 겪고 있었어요. 겉으로 표현하지는 않았지만 속으로는 모두들 이렇게 생각하고 있을 거예요. 피고인 폴린은 그렇게 나쁜 사람이 아니고 어쩌다가 실수를 해서 충돌사고를 일으킨 것이지 처음부터 부딪칠 마음은 없었다고 말이에요. 전에도 비슷한 사건을 저질렀지만 이번 일을 계기로 더욱 반성할 텐데 감옥에 보내거나 무거운 벌금형에 처한다면 자기들에 대해 무척 언짢게 생각할 것이라고 말이에요.

그들을 보면서 나는 얼마나 속상했는지 몰라요. 타인동정의 나쁜 점을 알지 못하는 그들이 얼마나 상처를 입을지 걱정되었어요. 내가 폴린에게 유죄 판결을 내려서 자신의 행동이 어떠해야 하는지를 인식하게끔 만들어야 한다고 주장하니까 모두들 놀라고 충격을 받은 것 같아요. 그들은 내 주장이 너무 가혹하다면서 자기들의 의견에 동조해 줄 것을 원했지만 나는 그렇게 할 수가 없었어요.

몇 시간 동안 논쟁이 계속되었고 마침내 모든 배심원이 내 편이 되었어요. 내 주장에 동의를 해주니까 무척 기분이 좋더군요. 가장 흐뭇했던 것은 그들이 스스로 내린 결정에 대해 기분 좋게 느낄 것이라는 점이에요. 왜냐하면 그들은 폴린이 사고를 일으킬 때마다 가벼운 처벌로 일시적 구제를 받기보다는 궁극적으로 얻게 될 장점에 초점을 맞출 수 있었기 때문이죠. 타인동정을 극복한 것이에요. 아마도 그들은 나처럼 일상생활에서도 타인동정 문제를 잘 다룰 수 있다고 믿어요."

그녀가 타인동정의 문제점을 지적하고 그것을 극복하기 위해 노력해야 한다는 것을 명확하게 말하는 데는 나름대로 이유가 있었다. 나를 처음 찾아왔을 때는 자식들 때문에 많은 어려움을 겪고 있었다. 아이들이 말을 듣지 않는데도 엄마로서 확고한 태도를 보이지 않기 때문이다.

예컨대 아이들에게 공부하라고 했는데 밖에 나가서 놀아도 내버려두었고 열심히 하라는 악기 연주를 게을리 해도 잔소리를 하지 않았다. 자기 방을 치우지 않고 집안일을 거들지 않아도 꾸짖지 않았다. 그냥 혼자서 묵묵히 일했다. 잔소리를 하면 아이들이 반발할 테고 그 때문에 화내고 소리치거나 야단치면 주눅 들까 봐 동정심이 앞섰던 것이다. 또 어쩐지 아이들이 안됐다는 연민의 마음도 들었다.

아이들 역시 엄마의 여린 마음을 알아차리고는 자기들에게 유리한 쪽으로 이용했다. 어쩌다가 엄마가 야단치거나 꾸중을 하면 곧 '나는 불쌍해' 라는 행동을 취했고 그럴 때면 그녀는 마음이 약해져 내버려두었다. 결국 아이들은 통제되지 않은 생활 속에 제멋대로 행동했고 책임감 없는 이기적인 인간으로 성장하더니 끝내 가출까지 하고 말았다.

그녀가 배심원으로 재판에 참여하면서 제일 먼저 느낀 것은 자신이 겪었던 드라마가 재연되고 있다는 것이었다. 물론 그때는 나와의 상담을 통해 타인동정보다 성숙하고 확고한 행동이 얼마나 중요한지를 잘 알고 있는 상태였다. 그녀는 지금 당장은 야박하게 보이고 힘들지라도 궁극적으로 어떤 길이 피고인으로 하여금 새사람으로 거듭날 수 있는가를 경험으로 꿰뚫어 보고 있었던 것이다.

지금 이 순간에도 우리 사회에서는 수많은 잘못이 사랑이란 이름으로 자행되고 있다. 그래서는 안 된다. 이제부터라도 사랑이란 단어를 다시 정의하자. 사랑은 맹목적이고 무조건적이어서는 안 된다. 분별력이 있어야 한다. 일시적인 순간이 아니라 긴 안목에서 올바른 길로 갈 수 있도록 보호받는 개념이어야 한다. 잘못했을 때는 분명하게 지적하고 바로 고쳐 가도록 하는 엄격한 사랑이 진짜 사랑이다. 타인동정이 왜 나쁜가. 앞으로 많은 세월을 살아가면서 겪을 좌절이 아닌 오직 현재의 좌절만을 고려한 것이기 때문이다.

타인동정은 자기동정까지 불러온다

타인동정이 가져오는 문제점 가운데 자기동정마저 불러일으키는 것만큼 위험한 것은 없다. 예를 들어보자.

어느 날 엄마와 어린 아들이 공원으로 놀러 갔다. 아이가 노는 동안 엄마는 나무 그늘에 앉아 책을 읽었다. 그런데 아이가 놀다가 넘어져 무릎에서 피가 났다. 아이는 엄마한테 달려와서 아픈 표정을 짓고는 피가 나는 무릎을 내보였다. 놀란 엄마가 아이를 꼭 껴안자 아이는 울음을 터뜨렸다. 조금 전까지만 해도 아픈 것을 참았지만 엄마 품에 안기자 새삼 아프다는 느낌이 강하게 다가왔고 울어야만 한다는 신호를 자신에게 보낸 것이다. 엄마의 타인동정에 따른 명령에 이끌려 자신을 동정하고 울부짖는 흐느낌에 빠져든 것이다.

만약 엄마가 모성애의 열정을 억제하여 아이에게 다소 냉정하게 대했다면 어떻게 되었을까. 다리를 절룩거리며 다가온 아이에게 "어쩌다가 다쳤니. 다리에서 피가 흐르는구나. 여기 엄마의 손수건으로 상처를 닦자. 별로 큰 상처는 아니어서 다행이다. 울고 싶으면 실컷 울어"라고 말했다고 하자. 분명히 아이는 울지 않고 자신을 동정하지도 않을 것이다.

이처럼 지나친 감상과 동정 없이 아이를 돌보고 인정을 주면 아이에게 아무런 상처도 주지 않는다. 그저 아들을 도와줄 뿐이다. 다친 아이를 동정하고 그것이 아이로 하여금 자기동정을 불러일으키는 것은 아이의 정서와 감성이 정상적으로 성장하는 데 방해를 줄 가능성이 높다.

사람들은 아이가 다쳤을 때 안아주는 것을 자식 사랑의 한 표현이라고 믿는다. 실제로 우리 주위에서는 부모의 사랑이란 이름으로 자기동정이 너무나 쉽게 나타나고 있다. 그러나 부모로부터 불쌍하다는 취급을 오랫동안 받다 보면 아이는 무감각에 빠져서 더 이상 남을 생각하지 않고 오직 자기만을 챙긴다는 것을 잊지 마라.

나와의 상담과정에서 실패한 비라는 중년 여성을 예로 들어보자. 그녀는 현모양처라는 단어 그대로 자식들에게는 훌륭한 어머니였고 남편에게는 내조를 잘 하는 아내였다. 남편과 자식들을 위한 희생을 기쁨으로 알고 살아가는 여성이었다. 아무리 몸이 힘들고 고단해도 가족들을 위한 일이라면 마다하지 않았다. 자신이 갖고 싶은 것이 있어도 우선 아이들이나 남편이 필요한 것부터 샀다.

그런데 그녀의 헌신적인 희생의 대가는 다소 엉뚱한 쪽으로 흘러갔다. 가족들은 집안의 모든 일이 자기들 중심으로 진행된다고 믿었고 그녀는 자기들을 위해 존재하며 자기들을 위해 봉사하고 희생하는 것은 당연하다고 여긴 것이다. 남편과 자식들은 무슨 일이든 항상 자기 입장을 우선시했다. 어쩌다가 자기 뜻대로 되지 않으면 화내는 것을 당연한 권리로 여겼다. 특히 남편은 친구들과 어울리기를 좋아하여 그녀를 난처하게 만들 때가 한두 번이 아니었다. 예컨대 모처럼 혼자 조용히 쉬고 싶은데 친구들을 초대하여 파티를 열겠다면서 그 준비를 하라고 요구했다. 모처럼 가족들과 오붓한 외식을 갖고 싶을 때면 친구와의 선약이 있다면서 혼자 외출해 버리곤 했다. 그래도 그녀는 남편의 뜻을 거역하지 않았다.

한번은 오랜만에 새 옷을 사야겠다고 마음먹은 적이 있었다. 빠듯한 살림살이였기에 조금씩 절약하여 돈을 모았다. 그러나 그녀는 옷이 유행에 뒤져 친구들한테 창피하다면서 새 옷을 사 달라고 칭얼대는 막내딸의 청을 거절하지 못해 몽땅 써 버리고 말았다. 또다시 모았지만 이번에는 큰딸이 캠핑을 보내 달라고 조르는 바람에 옷 사는 것을 포기했다.

아이들이 커감에 따라 집안에서 그녀가 해야 할 일은 점점 많아졌다. 그런데도 아이들은 자기 방을 청소하지도 않았고 쓰레기 버리기나 설거지 등 엄마의 일을 전혀 거들어 주지 않았다. 이웃집 아이들처럼 엄마를 거들어 주면 얼마나 좋겠냐고 말했지만 아이들은 콧방귀도 뀌지 않았다. 남편에게 도움을 청했으나 남편 역시 집안일은 아내의 몫이라고 생각하는지 시큰둥한 반응을 보였다.

마침내 그녀는 자신이 이 집안의 가족이 아니라 하인이요 몸종이라는 사실을 절감하고 좌절하기 시작했다. 화가 나기보다는 자기 자신이 불쌍하고 초라하다는 생각이 앞섰다. 이렇게 살 바에는 차라리 죽는 게 낫다는 생각마저 들었다. 그녀가 내게 상담을 요청한 것은 바로 이때였다.

나는 그녀에게 아주 분명하고도 간단하게 충고했다. 지금 당장 남편과 자식들을 위한다는 생각을 버리고 그녀의 희생을 고맙게 여기지 않는 가족들과 맞서 싸우라고 했다. 그들이 돼지처럼 비명을 질러도 내버려두고 어떠한 구실에도 항복하지 말라고 했다. 한 인간으로서의 존재를 인정하지 않는 한 남편이든 자식이든 걷어차도 좋다고 했다.

하지만 그녀는 마음이 여렸다. 집안일을 거들지 않는 남편에게 한두 번 바가지를 긁었고 아이들에게 잔소리를 해댔지만 돌아오는 것은 좌절뿐이었다. 그녀는 나를 더 이상 찾아오지 않았다. 확인할 수는 없지만 나는 그녀가 예전처럼 자기동정과 타인동정으로 계속 우울한 채 살아가고 있을 것으로 짐작한다.

남의 잘못을 자기탓으로 여기지 마라

상대방으로 하여금 미안한 감정을 갖도록 자기 자신을 부추기는 가장 일반적인 방법은 상대의 잘못을 자기 탓으로 돌리는 것이다. 예컨대 당신이 얼마나 비열한 짓을 했는지를 누군가 알고 있다고 하자. 이때 당신은 그 사람이 원하는 모든 것을 들어줌으로써 태도를 바꾸는 것이다.

언젠가 샤퍼라는 이름의 젊은 부인을 상담한 적이 있었다. 그녀는 나를 만나자마자 남편한테 무척 큰 죄를 저질렀으며 그 때문에 몹시 우울하다고 말했다. 모든 것이 다 자기의 실수 때문이라고 했다. 무슨 영문인지 알 수가 없었다. 언뜻 보기에는 결혼생활에 대한 훌륭한 통찰 같지만 반드시 그런 것만은 아닌 듯 싶었다. 그래서 왜 후회 차원이 아니라 실수한 결과라고 생각하는지를 되물었다.

사연인즉 이러했다. 지난 주일에 경찰이 느닷없이 집에 찾아와서는 남편을 차량 절도죄로 체포하겠다면서 영장을 내보이더라는 것이다. 그 며칠 전에 남편이 새 차를 샀다고 했는데 실제로는 그 차를 훔쳤다는 것이다. 그녀는 충격을 받았다. 분명히 남편은 계약금을 수표로 주고 차를 구입했다면서 가격과 지불 방법까지 구체적으로 이야기했었다. 믿을 수가 없었다. 남편의 말만 믿고 은행에 확인하지 않은 게 잘못일까. 그녀는 사실을 확인하기 위해 경찰과 함께 남편이 차를 훔쳤다는 곳을 찾아갔다. 그러자 남편은 태도를 돌변하여 아내가 차를 훔치도록 만들어서 어쩔 수 없이 훔쳤다고 했다.

"당신이 차를 훔치라고 시켰나요?"

"아니에요. 그건 남편의 일방적인 주장이에요. 남편한테 새 차를 갖고 싶다는 이야기를 한 적은 있어요. 그럼 새 차를 갖고 싶다는 욕심이 남편으로 하여금 차를 훔치게 만든 것일까요? 남편은 자기가 원하지 않는 일을 내가 하도록 만든다고 우기면서 이번에도 내가 새 차를 갖고 싶다는 욕심을 부리지 않았으면 차를 훔치지 않았을 것이라고 말해요. 생각해 보면 그 말이 맞는 것 같아요. 새 차를 살 형편이 못되는데도 갖고 싶다고 욕심을 부렸으니 훔칠 수밖에 없었겠죠. 만일 내가 차를 갖고 싶다고 하지 않았으면 남편은 절대로 차를 훔치지 않았을 거예요. 결국 내 이기심이 남편에게 부담을 주고 고통을 준 셈이에요. 내가 어리석고 잘못했어요."

순간 나는 그녀가 사랑하는 남편은 아주 교활한 늙은 여우이고 그녀는 자기가 쳐놓은 울타리 안에서 그 여우와 살고 있다는 느낌을 받았다. 이 얼마나 어리석은 생각인가. 남편의 완선한 속임수에 넘어간 그녀가 되려 안쓰럽고 측은하게 생각되었다.

나는 그녀의 생각부터 바꿔 놓기로 했다. 먼저 그녀가 남편에게 물건을 훔치도록 만들 수 없다는 것을 설명했다. 설사 남편의 머리에 총을 겨누고 도둑질하지 않으면 죽이겠다고 위협해도 남편이 하고 싶지 않으면 아무런 소용이 없다고 했다. 왜냐하면 남편은 도둑질을 하기보다 차라리 죽는 게 낫다고 마음먹을 수 있기 때문이다.

다음으로 남편이란 사람은 아주 줏대 없고 신경증적인 자존심을 갖고 있는 인간이라고 했다. 남편은 차를 갖고 싶다는 아내의 마음을 알았더라도 자기는 차를 살 돈이 없다고 말했어야 옳았다. 혹 그렇게 말하면 아내가 자기를 불쌍하게 여길지 모른다는 생각이 들어서 불쾌하겠지만 그렇다고 해서 차를 훔쳐서 파멸의 길로 들어서는 것보다 낫지 않은가. 당연히 남편은 아내의 말을 듣고 한쪽 귀로 흘려보냈어야 했다. 그런데 남편은 그렇게 하지 않았다. 바로 신경증적인 자존심 때문에 자기가 마술사나 백만장자가 아니라는 것을 인정하기 싫었던 것이다. 그 결점 때문에 생긴 문제를 법적으로 따지는 것은 너무나 간단하다. 그래서 나는 그녀에게 이렇게 물었다.

"남편이 분명히 책임져야 할 행동인데 왜 당신은 자기 자신을 비난하나요?"

"내가 새 차를 갖고 싶다고 말하지 않았으면 차를 훔치지 않았을 것이라는 남편의 말에도 일리가 있지 않나요. 만일 내가 그런 말을 하지 않았다면 남편은 아무런 일도 저지르지 않았을 거예요. 그렇지 않나요?"

"그래요. 그 점에 대해서는 나도 동의해요. 아마도 당신이 새 차를 갖고 싶다는 말을 하지 않았다면 아무런 일도 일어나지 않았을지 모릅니다. 그러나 새 차를 갖고 싶다는 욕심을 가졌다는 것 자체가 법적으로 책임질 일은 아닙니다. 남편은 바로 그 책임을 당신에게 전가시키고 있는 거예요. 물론 당신은 그 책임에 있어서 간접적인 역할을 했어요. 만일 간접적인 역할을 한 사람까지 법적 책임을 져야 한다면 책임져야 할 사람은 당신 외에도 많아요. 그들 또한 당신처럼 불쌍한 남편에 대해 미안한 마음을 가져야 할 것입니다."

"누구를 말씀하는 것인지 잘 모르겠는데요?"

"이를테면 당신이 갖고 싶다는 생각이 들 정도로 멋진 차를 만든 자동차회사 사람들, 차를 갖고 싶을 때 살 수 있을 만큼 넉넉한 봉급을 주지 않은 남편 직장의 경영진들, 그리고 원하는 것을 갖기 위해서는 돈을 지불하도록 만든 우리 사회체제 등입니다. 하지만 생각해 보세요. 이들도 남편으로 하여금 차를 훔치도록 만든 간접적인 역할을 했다고 생각하나요? 당신처럼 남편이 저지른 잘못에 대해 간접적인 죄의식을 느껴야 한다고 보나요? 그들은 분명 죄의식을 갖지 않을 겁니다. 다시 한번 따져 보세요. 그들 역시 남편으로 하여금 차를 훔치게 만들었다고 주장할 수 있겠어요?"

　논쟁은 상담하는 동안 내내 계속되었다. 마침내 그녀는 내 말의 합리성을 이해하기 시작했고 남편이 얼마나 어릿광대짓을 하고 있는가에 눈뜨기 시작했다. 남편은 아내의 사랑을 얻고 싶어 하고 아내로부터 존경받기 위해서라면 무슨 짓이든 하는 대단히 어리석고 나약한 사람임을 깨달았다. 너무나 방어적이어서 자신의 행동을 명확히 볼 수 없을뿐더러 자기 자신에 대한 동정심이 지나치다는 것, 그리고 순진한 행동을 하는 상대방에게 죄책감을 갖게 만드는 타입이라는 것을 알게 된 것이다. 한마디로 남편은 타인동정을 유발하는 전형적인 유형이었다.

　이 세상에서 강제적인 방법을 동원하지 않고는 당신이 무엇인가 하도록 만들 수 있는 사람은 하나도 없다. 사람들은 자신이 원했거나 상대방의 동의를 너무 강하게 원하기 때문에 또는 거절당하는 것이 두렵기 때문에 행동하는 것이다. 그 어느 쪽이든 자발적으로 행동한 것이며 그에 따른 책임은 그 자신이 져야만 한다. 따라서 자발적으로 어리석은 짓을 저질러 놓고 그 책임을 당신에게 덮어씌우거나 비난해서도 안 되지만 당신 또한 그들에게 미안함을 느낄 필요는 하나도 없다.

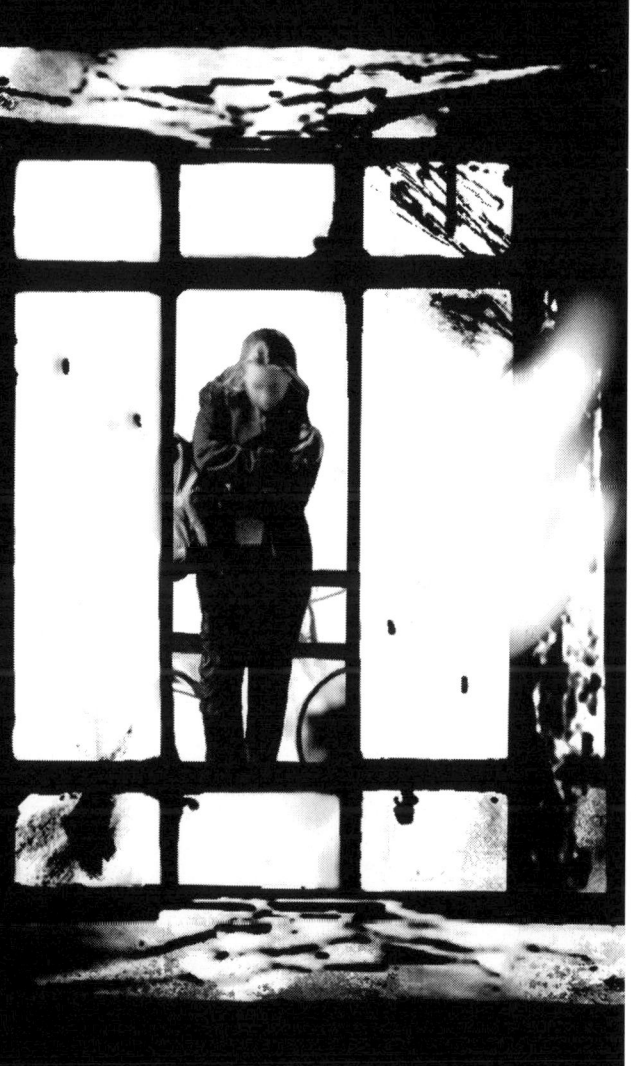

이 책을 읽으면서 나의 주장에 대해 주의 깊고 열성적으로 관심을 가졌다면 당신은 분명 우울증에 대해 예전에 알고 있던 것보다 훨씬 넓고 필요한, 그러면서 최종적인 영역을 이해했을 것이다. 지금까지 해 왔던 단순한 감성적인 생활에서 크게 벗어나 놀라운 발전을 가져올 것이다. 왜냐하면 당신은 이 책을 통해 충분히 도움을 받을 수 있기 때문이다.

물론 그렇지 못한 사람들도 있을 것이다. 내가 주장하는 이론으로 자극은 받겠지만 중요한 변화의 단계에서 이 새로운 지식을 활용하지 못하는 사람들도 있을 수 있다. 이처럼 새로운 개념을 실생활에 접목시켜 자신이 안고 있는 문제에 의미 있게 활용하지 못하는 사람들은 전문가와 상담할 필요가 있다. 그밖에 행동양식이 굳어졌고 뿌리 깊게 박혀 나쁜 습관을 바꿀 수 없는 사람들도 있을 텐데 여기서는 이 두 부류에 속하는 사람들을 위해 유능한 상담 전문가를 찾는 방법, 인간 행동에 대한 이해를 돕는 책, 그리고 우울증에 관해 몇 가지를 언급하기로 한다.

상담 전문가를 잘 선택하라

상담 전문가라고 해서 다 똑같지는 않다. 인격적인 차이를 말하는 것이 아니다. 다양한 심리치료기법이 있는데 사람에 따라 그 선호도가 다르기 때문이다. 물론 어떤 치료기법이 유일하게 좋은 방법이라고 단정 지을 수는 없다. 따라서 당신이 심리적인 문제로 상담받기를 원한다면 먼저 상담 전문가의 치료기법이 어떤지를 확인해 볼 필요가 있다.

상담 전문가가 프로이트의 정신분석이론을 따르는 사람이라면 당신의 상담시간은 꽤 오래 걸릴 것이다. 상담시간에 침묵하는 시간이 많을 것이고 때로는 상담시간 내내 당신 혼자 말하는 경우도 있을 것이다.

상담자는 당신에게 어린 시절을 회상하도록 유도할 것이다. 왜냐하면 당신이 현재 겪고 있는 심리적 문제의 기본이 아동기에 겪었던 경험과 애정에 관한 감정이 오랫동안 억눌려 오다가 분출되었다고 보기 때문이다. 상담자는 당신의 꿈과 그 꿈에 대한 감정, 당신에게 중요했던 누군가에 대한 감정 등을 분석하려고 애쓸 것이다. 꿈은 소원 실현이 위장되어 표현된 것이며 신경증의 증상들과 마찬가지로 정신 내부에서 '욕망'과 이를 실현하지 못하게 하는 '금지' 사이의 충돌이 타협한 결과로 보기 때문에 그 해석을 중시하는 것이다.

프로이트의 정신분석이론은 시간이 흐름에 따라 그 추종자들에 의해 많은 변화를 겪었고 치료기법 또한 다양하게 발전했다. 그러나 장기간 일주일에 5~6일 정도 상담하는 것 이외의 다른 방식을 고려하지 않는 것은 예나 지금이나 똑같다. 따라서 이들과 상담한다면 상담 외에 별도 조언을 기대하지 말아야 한다.

이들은 아직도 치료는 내담자에게 본질적인 사고방식의 변화가 아닌 감정적 경험을 제공해야만 한다고 믿고 있다. 따라서 당신이 이들에게 상담을 받는다면 먼저 과거의 혼란스런 경험과 직면한 뒤 그것을 다시금 체험하게 될 것이다. 다시 말하면 어른으로서 과거의 사건들을 재경험함으로써 왜 어떻게 그러한 행동을 했는지를 파악하게 된다. 물론 성인의 눈으로 보는 것이기에 어린 시절에 행동한 것과 같은 분노나 두려움에 싸일 필요는 없다.

나는 지난날 심리분석이론이 이룬 업적에 대해서는 높이 평가하지만 돈이나 시간이란 측면에서 볼 때 효용가치는 별로 높지 않을 것으로 생각한다. 무의식을 탐색하는 것은 가치 있는 작업이지만 현실적으로 정신역동적 치료실 외에 수용되는 곳은 많지 않기 때문이다.

만약 당신이 상담자로부터 비평받지 않고 논쟁하지 않는 분위기에서 차분하게 말하는 사람과 상담하기를 원한다면 로저스학파의 인본주의 이론을 전공한 사람이 좋다.

인본주의 이론에서는 상담자가 상담에 대해 가장 잘 아는 권위자라고 생각하지 않는다. 내담자를 상담자의 지시에 따르는 수동적인 존재로 생각하지도 않는다. 오히려 내담자의 능력과 책임감을 강조한다. 이것은 내담자가 자신을 가장 잘 아는 사람이며 성장하는 자기 자각을 바탕으로 하여 자신에게 보다 적합한 행동을 발견할 수 있다고 보기 때문이다. 다시 말하면 이 이론에서 상담자는 내담자의 깊숙한 감정을 반영하는 거울과 같은 역할을 할 뿐이다.

인본주의 이론을 따르는 상담자는 당신이 다소 왜곡된 말을 해도 모든 것을 담담하게 받아들인다. 그래서 당신은 상담 자체를 편안하게 여긴다. 무엇보다 상담자가 당신을 완전히 이해하고 있다는 것을 느낄 수 있어서 편안하다. 상대방이 자기 말을 주의 깊게 경청하고 있다는 것을 알면 누구나 자기 방식대로 감정을 표현할 것이며 내담자라는 기분이 들지 않을 것이다. 새로운 행동을 시험해 보는 것도 자유롭다.

결국 당신은 상담자 앞에서 마음을 터놓을 수 있도록 편해짐에 따라 감정에 더욱 몰입할 수 있고 결론을 이끌어 낼 수 있을 때까지 깊이 통찰할 수 있다는 자신감을 갖게 된다. 부분적으로만 알았던 자아 구조에 대해 더욱 선명하게 알게 되고 더 깊은 의미를 얻게 된다.

인본주의 이론은 꾸중을 듣거나 맹렬한 비난을 두려워하는 사람들에게 대단히 유용하다. 내담자의 모든 사고나 감정을 상담자에게 간단하고도 쉽게 보여줌으로써 상담이라는 형식과 절차를 편안하게 여기기 때문이다. 그럼에도 불구하고 내담자에게 주는 충고가 별로 없다는 점이 취약점이다. 또 상담사가 내담자를 돕는 역할에 머무른다는 것이 아쉽다. 왜냐하면 당신은 자신을 좀더 깊이 탐색하도록 부드럽게 유도하는 상담자의 안내에 받아 모든 것에 스스로 도달해야만 하기 때문이다. 만일 내담자가 원하는 만큼의 개방적인 충고나 상담자가 원하는 것을 간단하게 말해 준다면 이 상담기법은 그 효과를 더 빨리 유발시킬 수 있을 것이다.

이밖에 당신은 행동수정기법을 선호하는 상담 전문가를 찾을 수도 있다. 행동수정이란 바람직한 행동을 늘려 바람직하지 못한 행동을 감소시키는 전략을 말하는데 행동을 으뜸으로 생각하고 학습을 중요하게 보며 직접적이고 능동적인 치료방법을 사용하는 게 특징이다.

이 기법의 이론적 배경은 우리가 하는 모든 행동, 심지어 신경증적 행동까지도 후천적으로 배워 왔다는 점에 근거한다. 무기력한 갓난아기에서 능력 있는 성인으로 변화하는 것은 모두 경험에 의한 학습의 결과라는 것이다. 여기서 학습이란 학업적인 면을 포함하여 새로운 기술, 감정적 반응, 사회적 인간관계 등을 포함한다. 결국 인간의 부적응 행동은 학습과 훈련, 그리고 직접적이고도 적극적인 행동수정 프로그램을 통해 치료될 수 있으며 행동이 변하면 마음도 변한다는 관점에서 외현적 행동변화를 중시하는 기법이다.

여기에는 러시아의 생리학자 파블로프의 조건반사이론을 따르는 심리학자나 정신과 의사들도 포함된다. 파블로프는 개가

먹이를 보면 침을 흘린다는 것을 알고 개에게 종소리를 들려준 다음 먹이 주는 일을 여러 번 되풀이했다. 그 결과 나중에는 종소리만 들려주면 먹이를 주지 않더라도 침을 흘린다는 것을 알고는 종소리에 반응하여 침을 분비하도록 훈련시킴으로써 조건형성의 중요성을 강조했다.

행동수정기법은 두려움이나 공포증에 시달리는 사람들에게 대단히 유용하다. 이 기법에는 다양한 치료요법과 절차가 있는데 문제행동이나 바람직하지 못한 행동이 나타날 때마다 고통스런 혐오 자극을 가해서 문제행동을 소거시키는 충격요법도 그 중의 하나이다.

따라서 당신이 이 기법의 상담자를 찾는다면 약한 전기충격 기계에 연결될 수 있다는 것을 염두에 둬야 한다. 당신이 분노, 우울, 공포감을 느낄 때마다 포켓용 충격기로 당신의 손에 아주 미세한 충격을 주는 방식으로 사용될 것이다. 물론 그러한 방식은 다른 방법으로 문제행동을 조정할 수 없는 아주 심각한 행동에 한하여 사용된다.

당신은 긴장이완훈련을 받을 수도 있다. 이것은 근육이완 운동을 함으로써 긴장감을 해소하고 문제행동을 감소시키는 것을 말하는데 특히 안면 근육에 역점을 두고 몸 전체를 통해 자신을 이완하는 방식으로 진행된다. 맨 처음 팔을 이완시키고 그 다음으로 머리, 목, 어깨, 등, 뼈, 가슴, 그리고 하체의 다리 부분

순으로 이완시킨다. 이때 상담자는 당신에게 눈을 감고 완전히 이완된 상태에서 당신이 두려워하는 상황이나 실제로 공포를 주는 물체 등을 상상하도록 요구할 것이다. 그에 앞서 당신은 불안의 정도를 증가시키는 상황이 어떤 것인지를 목록으로 작성하는데 상담자는 이 목록에서 당신이 상상해 볼 항목을 지시할 것이다. 그 순서는 가장 위협이 적게 느껴지는 상황에서 가장 위협적인 상황으로 옮겨가며 진행된다.

이 기법은 현재 임상학적 도구로는 새로운 방법에 속한다. 특히 감정과 정서의 역할이 강조되지 못하고 현재의 행동에 관련되는 과거의 원인들을 무시하고 있다는 지적을 받고 있다. 그래서 정신건강센터나 개인 상담기관에서 이 기법을 사용할 때 안전성과 효과가 어느 정도인지를 확신하기에는 아직 어려움이 있다. 그렇다고 해도 이 기법은 조만간 안심하게 적용될 수 있도록 확장될 것이 분명하다. 나 역시 이 기법의 발전을 주의 깊게 관찰하고 있다.

이상에서 언급한 여러 형태의 상담기법 가운데 어떤 것을 선택할 것인지는 전적으로 당신에게 달려 있다. 그러나 상담 전문가가 특정한 이론이나 상담 학파에 속해 있다는 선입견에 얽매일 필요는 없다. 어떤 전문가든 여러 상담기법에서 가장 좋은 방법을 도출하기 위해 최선을 다할 것이며 특정한 틀 안에 맞추기보다는 당신에게 가장 적절하다고 생각되는 자기만의 독특한 요법을 상담기법으로 사용할 것이기 때문이다.

요즘에는 다양한 이론들의 장점을 통합하거나 절충하여 사용하는 기법이 심리치료의 새로운 흐름이다. 나 역시 모든 상담 전문가는 다소 절충적이어야 한다고 생각한다.

이 책에서 내가 설명하는 치료기법은 인지-정서-행동치료기법이다. 나는 우울증으로 고통받는 사람들을 반드시 치료해야 한다는 개인적인 목표 때문에 이 방법을 선택했고 그 원칙을 철저하게 따르고 있다. 물론 당신이 원하지 않으면 굳이 이 기법의 전문가를 찾지 않아도 된다. 하지만 이 책을 읽고서 태도 변화가 적절한 치료 목표라고 믿는다면 인지-정서-행동치료기법을 전공한 전문가를 찾을 것을 권한다.

상담자가 이 기법의 전문가인지 아닌지를 잘 모르겠는데 상담시간이 편안하게 느껴진다면 그냥 계속해도 좋다. 이 기법에 대한 믿음이 곧 훌륭한 상담 전문가를 만드는 것은 아니다. 이 기법을 따르는 전문가 중에는 훌륭한 사람도 있지만 의심할 여지없이 형편없는 사람들도 있다. 따라서 상담 전문가를 선택할 때에는 그 기법의 설득력에 따라 선택해야 한다. 만일 잘 모르는 두 사람이 있다고 하면 그 중 당신이 가장 편하게 느끼거나 평판이 좋은 쪽을 선택하라.

그에 앞서 상담 전문가가 성숙한 사람인지, 정신적으로 건강한 사람인지 아닌지를 판단해야 한다. 만일 당신과 같은 문제를 가진 사람이라면 제아무리 유명하다고 해도 찾지 않는 게 현명하다. 자기 앞가림도 못하는 전문가에게 자기통제훈련을 받을 수는 없지 않은가. 그런 인물은 당신만큼 많은 도움을 필요로 하는 사람임을 잊지 마라.

또 냉정함을 유지하지 못하거나 우울해 하는 전문가도 피하라. 물론 상담 전문가가 신이 아닌 인간이기에 결점이 없을 수 없지만 그런 사람들보다는 당신이 원하는 것을 아주 능숙하게 처리해 줄 사람을 찾는 게 중요하다. 예컨대 당신은 기타를 처음 배울 때 이제 막 초보자 딱지를 뗀 사람을 선택하지는 않을 것이다. 자기 문제조차 제대로 해결하지 못하는 사람은 결코 다른 사람의 문제를 해결할 수 없다.

심리학자와 정신과 의사의 차이

요즘에는 심리치료나 상담을 하는 전문가의 영역이 무척 넓어졌다. 그래서 당신은 심리학자, 정신과 의사, 성직자, 정신과 사회복지사들 가운데 누구를 상담자로 선택해야 좋을지를 결정하기 어려울 때가 있다. 그 중에서도 심리학자와 정신과 의사가 가장 헷갈리는데 이들의 배경과 재능을 알면 다소 도움이 될 것이다.

상담자가 심리학자라면 그는 대학에서 심리학을 전공하여 박사학위 *Ph.D*를 취득했을 것이고 4년간의 대학원 과정과 현장 경험을 갖고 있을 것이다. 기초적이면서도 매우 광범위한 교육을 받았을 것이며 학교에서 배운 지식을 확충시킬 수 있는 과학자로 훈련되었을 것이다. 심리학자들은 자신의 연구 영역에 모든 행동, 인간, 동물 등을 포함시킨다.

이들은 세부 전공에 따라 상담심리학자, 임상심리학자, 실험심리학자, 사회심리학자, 산업심리학자, 범죄심리학자 등으로 나뉘는데 임상심리학자들은 1년간의 인턴 과정을 거친다. 임상 현장에서는 심리치료, 심리평가, 연구업적 발표를 통해 일반 대중에게 봉사한다.

이와 달리 정신과 의사는 의과대학을 통해 배출되는데 의학학위 *M.D*를 취득하며 의사들이 외과, 피부과, 산부인과 등 나름대로 전문 분야를 갖는 것처럼 정신과 전문의 과정을 전공한다. 정신과를 선택한 의사들은 3년간의 레지던트 과정을 밟는다. 이들도 심리학자나 정신과 사회복지사, 성직자처럼 개인상담실에서 내담자들과 상담한다. 그러나 상담이 아닌 약물치료나 전기충격치료 등 치료가 주 업무이다.

이렇듯 심리학자와 정신과 의사는 차이가 많다. 만일 당신이 이 두 전문가 그룹 가운데 어느 쪽을 선택해야 될지 결정하기 어렵다면 다음의 두 가지 질문을 떠올려라. 우선 당신의 증상은 약물치료나 충격치료 혹은 입원하여 치료를 받을 정도인가. 그렇다면 정신과 의사를 택하는 것이 옳다. 단지 상담하기만을 원한다면 기술과 명성, 실제적인 상담 내용에 기초하여 심리학자를 택하라. 정신과 의사가 좋은 상담자가 되는 것은 아니다. 상담자로서 적합한지 아닌지는 전공한 분야가 어떠냐 하는 문제가 중요한 것이 아니다. 인격과 치료의 이론적 공고성이 관건이다. 나 역시 심리학자나 정신과 의사보다 훌륭한 상담전문 사회복지사들을 알고 있다.

만일 당신이 성격, 지능, 직업 등에 대한 상담을 원한다면 심리학자, 보다 정확하게 상담심리학자를 찾아야 한다. 상담심리학자들은 일반적으로 겪는 부적응 문제 등을 다루고 임상심리학자는 좀더 심각한 정신병리학적 심리장애를 다루지만 이 책에서는 특별히 구별할 필요가 없기에 그냥 상담으로 통일하여 사용했음을 참고하기 바란다. 심리학에는 교육심리학, 실험심리학, 산업심리학, 발달심리학 등 다양한 전공 분야가 있는데 이들은 당신의 정서적 문제를 해결하는데 별 도움을 주지 못하는 심리학자들이다. 왜냐하면 비정상적인 문제행동은 이들의 분야가 아니기 때문이다. 그것은 상담심리학의 관심 영역이다.

정서장애에 도움 주는 책들

나는 이 책에서 정서적 문제인 우울증에 관해서만 다루었는데 다른 정서적 장애와 대인관계 기술에 대해 알고 싶다면 다음의 책을 참고하기 바란다.

먼저 내가 펴낸 『자녀를 합리적인 방법으로 다루기 The Rational Management of Children』(1972)란 책이 있다. 자식을 올바르게 키우고 부모 역할을 제대로 하려면 사랑만큼 자녀 양육에 대한 지식도 필요하다. 지나치게 계획적인 부모는 자식으로 하여금 아주 쉽게 비행을 저지르게 만들 가능성이 높다. 왜냐하면 자녀를 이해하지 못할뿐더러 자기 감정을 통제하는 것을 알지 못했기 때문이다. 이 책에서 나는 자녀 양육에 관한 많은 사람들의 견해뿐만 아니라 나 자신의 경험을 통해 중요한 결론을 전달해 주려고 애썼다.

다음은 인지-정서-행동치료기법을 창안한 미국의 심리학자 앨버트 엘리스 박사가 저술한 『신경증 환자와 함께 살기 How to Live with a Neurotic』(1957)란 책이다. 이 책은 정말 보배와 같은 책이다. 자신을 화나게 만드는 가족이나 회사 동료 등 조직생활에 관해 도움이 되는 갖가지 제안과 통찰을 담고 있다. 한번 읽고 서가에 꽂아 둘 책이 아니라 곁에 두고서 몇 번이고 읽어볼 가치가 있는 책이다.

당신이 실생활에서 이 책에 씌어진 대로 해보면 정말 놀라운 경험을 하게 될 것이다. 나 역시 이 책을 읽을 때마다 엘리스 박사의 독특한 사고에 감탄하고 실제 상담에서도 새롭게 적용시키는 대목이 많다. 한마디로 당신의 사회생활의 질을 가름하는 누룩과 같은 책이라고 생각한다. 한가지 아쉬움이 있다면 심리학적 용어에 따른 제한된 방향과 제한된 교육에 영향을 받고 있다는 점이다.

엘리스 박사와 로버트 하퍼 박사가 공저한『합리적 생활에의 안내 *A Guide to Rational living*』(1961)라는 책도 있다. 철학적인 것을 좋아하는 독자들에게 딱 어울리는 책이다. 국적이 다른 여러 내담자에 관해 언급하고 있는데 재미있긴 하지만 다소 전문적인 내용이라는 점에서 일반인이 부담 없이 읽기에는 무리가 있다고 본다. 그래도 이 책은 정서장애의 광범위한 원인들을 다루고 있으며 인지-정서-행동치료이론에 대해 비교적 잘 설명하고 있다. 인지-정서-행동치료이론에 대한 학문적 욕심이 있는 사람이라면 꼭 읽어볼 만한 책이다.

인지-정서-행동치료가 무엇이며 그 과정에서 어떤 문제가 생기는지를 알고 싶다면 엘리스 박사가 쓴『이성을 통한 성장 *Growth Through Reason*』(1971)이란 책을 권한다. 5명의 상담 전문가들이 8개의 상담사례를 정리한 이 책은 주로 상담 초기 회기나 마지막 회기를 중점적으로 다루고 있다. 각 상담에 대한 저자의 언급도 눈길을 끈다. 이 책은 당신의 심리 문제를 치료하는데 아주 유용한 도구가 될 것이다.

마지막으로 내가 펴낸『목회상담에서의 이성 *Reason in Pastoral*

Counseling』(1972)이란 책이 있다. 제목을 보면 목회자들을 위한 책 같지만 실제로는 심리학과 종교의 관계에 대한 일반인의 사례를 기술한 책이다. 많은 사람들이 심리학과 종교는 상호 모순된다는 전제 하에 궁극적으로 종교적인 가르침과 심리학적 발견 중 어느 하나만을 따라야 한다고 생각하지만 사실은 그렇지 않다. 이 책에서 나는 성직자와 지성을 갖춘 일반 신자들에게 두 영역이 모순되지 않는다는 점을 강조했고 증오와 두려움에 대한 두 영역의 조화 가능성을 제시했다.

네 가지의 마지막 제안

당신은 때때로 우울해지거나 슬프고 두려우며 화나고 부끄럽지 않은가. 세상을 살아가면서 그런 감정을 갖게 되는 것은 지극히 자연스런 일이다. 특별히 좋을 때도 있고 우울하고 괴롭고 화나는 사건과 맞닥뜨릴 때도 있다. 그때마다 감정은 달라진다. 사람에게는 생체 리듬이 있는데 그 감정의 리듬이 항상 일정할 수는 없기 때문이다.

첫째로 우울할 때에는 어떻게 할 것인가. 물론 특별한 노력을 기울이지 않아도 그것은 언젠가는 사라진다. 절망할 필요가 없다. 우울은 분노, 공포와 마찬가지로 비 온 뒤에 수평선 위로 햇살이 비치는 것과 같다. 하지만 지금 당장 확실하게 대처하기로 마음먹었다면 두 가지를 고려해야 한다. 약물치료를 받을 것이냐, 상담치료를 받을 것이냐를 선택해야 한다. 왜 치료를 받아야 할까. 그것은 우울한 시간을 짧게 하고 우울한 일에서 비롯되는 괴로움을 줄이고 혹 있을지도 모를 미래의 불행한 사건을 예방하기 위한 것이다.

거듭 말하지만 당신이 얼마나 자주 우울하고 울적하게 느끼는가 하는 것은 중요하지 않다. 그 같은 감정들은 언젠가는 과거의 일로 된다는 것을 잊지 마라. 당신에게 진짜로 필요한 것은 인내이다. 많은 사람들이 고통과 절망으로부터의 도피, 죄의식에서 비롯된 자신에 대한 처벌이나 주위 사람들에 대한 응징의 수단으로 자살을 시도하는데 우울을 극복하기 위해 자살한다는 것은 정말 어리석은 짓이다.

둘째로 이 책에서 내가 당신에게 보여준 생각과 전달한 메시지는 분명 우울로 고통받고 있는 당신을 도와줄 것으로 확신한다. 자기 자랑 같지만 나는 이 책에서 다루어지고 있는 인지-정서-행동치료이론이 체계화되기 이전부터 개인적으로 고통받는 사람들을 치료하면서 좋은 결과가 나타나기를 간절히 원했다. 다행히 결과가 좋았고 지금은 그 치료가 본궤도에 올라섰기에 더 이상 소망하지는 않는다. 더구나 인지-정서-행동치료이론의 원리가 옳다는 것을 실제 경험으로 확인했고 그 결과 또한 훌륭하다는 것을 잘 알고 있다.

만일 이 책을 읽고 당신이 예전보다 좋아지지 않았다고 해도 나에게 비난의 화살을 돌리지 마라. 그것은 인지-정서-행동치료이론에 문제가 있는 것이 아니라 당신 탓이다. 왜냐하면 당신이 이 책의 내용을 제대로 파악하지 못해서 적절하게 응용하지 못했거나 이 책을 읽는 것만으로는 부족한 증상이어서 전문가와의 상담이 필요한 경우에 해당되기 때문이다. 어쨌든 원인은 이 책에 있지 않다. 다루기 힘든 수많은 우울증을 완화시켜 온 나의 임상 경험은 어디까지나 이 책에 토대를 둔 것임을 다시 한번 밝힌다.

셋째로 상담하는 것을 두려워하지 마라. 많은 사람들이 전문가와의 상담을 무서워하는데 아마도 감추고 싶거나 두려운 일이 발견되고 자신이 발가벗겨지는 느낌이 들기 때문일 것이다. 하지만 상담을 통해 자기 자신에 대해 알지 못했던 좋은 점을 발견한 사람들도 많다는 점을 유념하라.

그들은 상담을 통해 자신이 정말로 대단한 사람이라는 것을 뒤늦게 알았고 자기가 저지른 잘못에 대해 본인 스스로 용서할 권리가 있음을 배웠다. 자신을 좀더 편하게 하고 남에게 의지하지 않는 법도 터득했고 증오나 두려움, 자기비난을 극복하는 방법을 비롯하여 많은 것들을 익혔다.

그런데도 사람들은 이 아름다운 경험을 회피하려 한다. 왜 그럴까. 아마도 정신병에 관한 오랜 공포 때문일 것이다. 아직도 우리 주위에는 정신과 의사와 상담하면 정신이 온전치 못한 사람으로 받아들이는 분위기가 짙게 깔려 있다. 그래서 배우자나 친지 등 아주 가까운 사람들조차 모르게 하면서 정신과 의사와 상담하기를 원한다.

이 얼마나 어리석은 생각인가. 이가 아프면 치과에 가고 귀가 아프면 이비인후과를 찾아가듯이 두뇌에 이상이 있으면 당연히 심리치료를 받아야 한다. 사람은 누구나 신경증적인 성향을 빈번하게 나타낸다. 아무리 지적으로 성숙한 사람이라도 정서적, 심리적으로 문제가 있을 때 심리치료를 받는 것은 결코 부끄러워하거나 난처하게 여길 일이 아니다.

이렇게 생각해 보자. 상담받는 것을 당신이 학교에서 강의를 듣는 것이라고 생각해 보라. 분명 상담받는 것에 관한 당혹감을 극복하기가 쉬울 것이다. 교과목의 이름은 '존 도 *John Doe*의 개인적 역동성' 혹은 '사라 제인 *Sarah Jane*의 본질적인 정서생활'이라고 하자. 당신은 일주일에 한번 출석하여 지난주에 강사가 제시한 과제를 실천한 결과를 발표한다. 그러면 강사는 그 결과를 바탕으로 더 많은 충고를 해줄 것이고 새로 실천할 과제를 제시할 것이다.

성공이냐 실패냐는 중요하지 않다. 상담과정을 통해 당신은 자기 자신과 타인, 그리고 세상을 바라보는 새로운 통찰력을 갖게 될 것이고 그에 따른 유익한 효과를 거둘 것이다. 한마디로 멋진 경험임을 알게 될 것이다. 나한테 상담을 받았던 한 젊은 이는 그 효과를 다음과 같이 표현했다.

"당신을 만나러 오기 전에는 내 안에 아주 크고 검고 추한 것이 있다고 생각했어요. 당신과의 만남은 그것들과 또다시 맞닥뜨리는 것이 아닌가 싶어 무척 두려웠어요. 그런데 막상 상담이 끝나고 나니까 그 동안 내가 얼마나 어리석었는지를 깨달았어요. 왜냐하면 그런 것들은 처음부터 내 안에 없었다는 것을 알았으니까요."

넷째로 현재 우울증 때문에 정신과 의사로부터 약물치료를 받고 있는데 상담 전문가를 또다시 찾아야 하는가 하는 문제이다. 나는 이런 질문을 받을 때마다 무척 곤혹스럽다. 자칫 잘못하다가는 약물치료와 심리치료 가운데 어느 것이 좋은가를 비교하는 꼴이 되기 때문이다.

만일 당신의 우울이나 정신장애가 너무나 심각해서 약이 필요하다고 생각하면 조심스럽게 의사의 지시를 따르라. 그래야만 진정되고 활력을 찾을 수 있다. 하지만 약은 당신이 왜 힘들어하는지에 대한 원인을 가르쳐주지 않는다. 어떻게 해야만 극복할 수 있는지도 가르쳐주지 않는다. 그러한 것들은 오로지 당신의 신념만이 할 수 있다. 행동이나 습관, 사고방식을 바꾸는 것도 당신이 생각하기 나름이다.

만일 약을 복용했더니 어느 정도 효과가 있다고 판단되면 이제부터는 정신적, 신체적인 건강과 이익을 차분하게 생각하라. 건전하고 건강한 삶은 좋은 약이 보장해 주는 것이 아니다. 행복한 삶은 이성과 의지로 유지된다. 그러려면 먼저 정서생활에 대한 ABC이론을 배워야 한다. 이때 가장 효과적이고 유용한 진정제는 바로 당신의 두뇌이다. 두뇌야말로 당신이 갖고 있는 최고의 처방이다.

  지금 당장 두뇌를 사용하라. 적절한 사고는 감정을 통제하고 약물은 단지 당신이 호소하는 국부적인 것만을 통제한다는 것을 깨닫게 될 것이다.

  다시 한번 이 책을 끝까지 읽은 당신에게 감사의 뜻을 표한다. 한가지 덧붙인다면 이 책을 한번 읽는데 그치지 말고 꼭 자주 읽기를 바란다. 분명히 다시 읽을 때마다 우울증에서 조금씩 벗어난다는 것을 느낄 것이라고 확신한다.

우울증 스스로 극복하기

폴 호크 지음 | 박경애·김희수 옮김

제1쇄 발행 | 2005년 5월 25일
제4쇄 발행 | 2013년 6월 15일

펴낸곳 | 도서출판 사람과 사람
펴낸이 | 김성호

등록번호 | 제1-1241호
등록일자 | 1991년 5월 29일
주소 | 서울 마포구 망원동 378-10 (101호)
대표전화 | (02)335-3905~6 팩스 | (02)335-3919

값 12,000원

ⓒ Paul A. Hauck, 2005, Printed In Korea
판권 본사소유/잘못된 책은 바꿔 드립니다.
ISBN 89-85541-85-4 03840